Dieta FODMAP e Sindrome dell´Intestino Irritabile

L'intestino felice

Dieta FODMAP
e
Sindrome dell'Intestino Irritabile

Mario Bautista-Trigueros e M. Michela Mancarelli

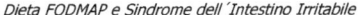

Ai nostri genitori,
alle nostre famiglie
e ai nonni Michele e Lucìa

Sommario

Capitolo 1. Introduzione

Se sei giunto a questo libro, è perché pensi di essere sensibile ai FODMAPs, perché ti hanno diagnosticato la Sindrome dell'Intestino Irritabile (SII) o semplicemente perché sei un medico, nutrizionista o dietista, che vorrebbe approfondire il concetto dei carboidrati FODMAPs e come influenzano la salute intestinale delle persone affette dalla SII.

In questo libro presenteremo le ultime ricerche, che correlano l'alimentazione alla Sindrome dell'Intestino Irritabile (SII) con l'obiettivo di chiarire alcuni aspetti della problematica purtroppo non a sufficienza noti ancora per il vasto pubblico ed anche per i professionisti della salute.

Per le persone che soffrono di SII o sintomi simili, è molto importante sapere cosa siano i FODMAPs e come un eccessivo consumo di FODMAPs possa incrementare i sintomi gastrointestinali in questi pazienti.

"Studi scientifici pubblicati negli ultimi anni dimostrano che un controllo del consumo di zuccheri a catena corta tipo FODMAPs, migliora i sintomi della SII in 3 su 4 persone che soffrono di questa sindrome".

Prima d'iniziare, vorremmo condividere con voi alcuni casi clinici di nostri clienti che descrivono in maniera ottimale questa patologia, la SII. Se ti vedi riflessa o riflesso nelle storie o nei sintomi descritti da questi soggetti allora questo libro ti potrà essere di grande aiuto.

Alcuni casi che illustrano la SII

Angelo, 36 anni

Angelo non aveva mai accusato nella sua vita alcun problema intestinale fino a tre anni fa. È stato dopo un viaggio in Marocco, da dove è tornato con una forte gastroenterite e, da questo momento, ha iniziato ad avere episodi di diarrea più di quattro volte a settimana. Molte volte il bisogno di andare in bagno si presenta con tale urgenza e in maniera improvvisa, che è difficile per lui raggiungere il bagno in tempo. Molto frequentemente anche il suo stomaco fa rumori strani, così forti che i suoi colleghi di lavoro domandano se tutto va bene. Questo lo fa sentire molto in imbarazzo.

Daniela, 45 anni

Daniela ha sofferto per tutta la vita di forti mal di testa e affaticamento. Da diversi anni soffre anche di gonfiore addominale con intensi dolori e meteorismo. Il suo addome è talmente gonfio che spesso le persone le chiedono se sia in dolce attesa, sino a cederle il posto in autobus. Un altro dei suoi problemi è una forte stitichezza, va in bagno soltanto una volta ogni sei o sette giorni. Per combattere la stitichezza segue una dieta sana e assume una grande quantità di frutta, verdura e integratori ricchi di fibre, ma, ogni volta che cerca di mangiare in questa maniera salutare, ha l'impressione che i dolori e il gonfiore le aumenti.

Francesca, 38 anni

Francesca è un amante della cucina italiana. Pasta, pizza, formaggio, ecc. Da diversi anni ha notato che quasi non può mangiare questi tipi di alimenti che tanto le piacciono. Quando esce con gli amici a mangiare la pizza, il giorno successivo deve rimanere a casa a causa di diarrea, nausea e della forte stanchezza. Altre volte la pizza sembra non causarle nessun effetto e quindi è disorientata e non sa se è davvero intollerante, se il suo problema possa essere il lattosio, il grano o nessuno dei due. Quello che ha notato è che, se lo stesso giorno che mangia fuori la pizza mangia anche pasta, formaggi e alcuni tipi di frutta a pranzo si sente male, soprattutto quando la pizza contiene alcuni ortaggi.

Come si può notare dalle storie dei nostri pazienti, i sintomi principali di cui si lamentano sono gonfiore e dolore addominale, diarrea, meteorismo, nausea, costipazione, mal di testa, affaticamento e anche stanchezza. Se soffri spesso di questi problemi e ti senti riflesso/a nelle storie dei nostri pazienti, questo libro è fatto per te.

Tutti questi sintomi, come abbiamo appena detto, sono tipici della Sindrome dell'Intestino Irritabile e le ricerche scientifiche degli ultimi anni hanno individuato che l'assunzione di una serie di carboidrati presenti negli alimenti e altrove, peggiorano notevolmente i sintomi.

Questi carboidrati, chiamati FODMAPs, sono presenti in alcuni frutti, verdure, legumi, latte, caramelle, gomme da masticare e anche alcuni farmaci. Scopri con questo libro, quali sono questi alimenti, se provocano i tuoi sintomi gastrointestinali e come controllare la loro assunzione mangiando allo stesso tempo in maniera salutare, equilibrata e gustosa.

Che cosa otterrai leggendo questo libro?

In poche parole, **riprenderai il controllo del tuo intestino e così della tua vita attraverso la dieta**. Ridurrai i tuoi sintomi, saprai cosa mangiare senza avere problemi, cosa mangiare in modo controllato e quali alimenti contengono una maggiore quantità di carboidrati FODMAPs, tutto questo basandoti sulle ultime informazioni pubblicate nelle più prestigiose riviste scientifiche. Imparerai quanto e che tipo di carboidrati FODMAPs il tuo organismo può tollerare per tutta la giornata senza sentirti male e come organizzare il tuo menù giornaliero, così come scegliere cosa mangiare quando vai a cena fuori. Sarebbe molto facile eliminare degli alimenti, pensando, questo mi fa male e non lo mangio più, ed eliminare tutti gli alimenti simili dalla dieta, ma non mangiare famiglie intere di alimenti significa impoverire la tua alimentazione il che potrebbe essere molto pericoloso poiché, ogni alimento, ha delle caratteristiche e nutrienti specifici. Ogni cibo è importante per il tipo di nutrienti che contiene e che apporta al nostro organismo, di conseguenza, **uno degli elementi di base in una dieta sana è la varietà.**

In questo libro troverai informazione sui seguenti argomenti:

✓ Cosa sono i carboidrati FODMAPs.

✓ Se, i FODMAPs, sono responsabili dei tuoi sintomi gastrointestinali (**Fase di Eliminazione**).

✓ Che cosa provoca il consumo di questi carboidrati FODMAPs sul tuo organismo.

✓ Quali sono gli alimenti contenenti FODMAPs.

✓ A quale gruppo o gruppi di FODMAPs sei più sensibile (**Fase delle Sfide**).

✓ Indicazioni per pianificare la tua dieta in base alle tue intolleranze/ esigenze/ gusti.

Qual è l'obiettivo di questo libro?

Lo scopo di questo libro è **sentirsi meglio, riducendo i disagi, imparando a migliorare i sintomi tipici della SII ed altre patologie correlate attraverso l'alimentazione.**

Per raggiungere quest'obiettivo andremo aldilà dei miti e delle informazioni pseudoscientifiche sulla SII e vi presenteremo gli ultimi risultati scientifici su SII e FODMAPs. Le informazioni che troverete in questo libro vi permetteranno di organizzare la vostra alimentazione, a casa o fuori, in tal modo vi sentirete bene e sarete in grado di mantenere i vostri sintomi al minimo.

Benvenuti!

Capitolo 2. La Sindrome dell'Intestino Irritabile (SII)

La Sindrome dell'Intestino Irritabile (SII) è un disturbo gastrointestinale molto comune che **colpisce fra il 15 e il 20% della popolazione mondiale,** secondo gli ultimi studi pubblicati. Il numero di persone che soffrono di questa sindrome è un indice della sua importanza.

Tuttavia esiste anche una più importate correlazione dei sintomi e di come questi influenzano la vita delle persone. Secondo vari studi, a causa dei sintomi associati alla SII, questa risulta essere una delle principali cause di assenteismo sul posto di lavoro per motivi di salute.

Per molti anni la SII non è stata considerata una malattia e questo voleva dire che le persone affette, avessero dei sintomi 'immaginari', che fingessero o che quello che sentivano era semplicemente il prodotto dello stress. I pazienti dovevano dimostrare di avere qualcosa poiché dal di fuori sembrava che non avessero nulla. Fortunatamente le conoscenze scientifiche sulla SII sono aumentate rapidamente negli ultimi anni, identificando la sua esistenza come disturbo dell'apparato digerente.

Sebbene molte persone che soffrono della SII associno e riconoscano i loro sintomi all''ingestione di alcuni alimenti specifici, **sino a poco tempo fa la medicina ignorava il ruolo della dieta nei pazienti con SII**, rimettendone le cause a fattori psicologici come stress e ansia.

Tutto questo è cambiato negli ultimi anni grazie alle recenti ricerche condotte sulla SII.

Gli ultimi e più avanzati studi scientifici condotti sulla SII rivelano il ruolo centrale di alcuni zuccheri presenti in diversi alimenti, responsabili di un notevole peggioramento dei sintomi tipici della SII.

Gli zuccheri in questione sono i FODMAPs (per il loro acronimo in inglese) e il controllo dell'assunzione di questi carboidrati o zuccheri si è dimostrato efficace nel ridurre i sintomi e migliorare la qualità di vita delle persone con SII. Inoltre, risulta interessante sottolineare che la ridotta ingestione di alimenti ricchi di FODMAPs abbia tangibili effetti positivi sui sintomi gastrointestinali anche in soggetti affetti da altre patologie come ad esempio il morbo di Crohn, la colite ulcerosa e malattia celiaca.

Prima di approfondire il concetto di FODMAPs, SII e dieta, è molto importante chiarire alcuni aspetti essenziali riguardanti le informazioni con cui entrerete in contatto leggendo questo libro.

Le caratteristiche più importanti da conoscere riguardo una dieta a basso contenuto in FODMAPs sono:

✓ È una dieta scientificamente provata volta a migliorare i sintomi della SII.

✓ Include tutti i nutrienti necessari per una sana ed equilibrata alimentazione.

✓ Riduce i sintomi gastrointestinali della Sindrome dell'Intestino Irritabile, come flatulenza, meteorismo, gonfiore addominale, diarrea o costipazione nel 75% dei casi.

Questo libro è scritto sulla base di studi scientifici pubblicati, ma non per questo sarà difficile da comprendere.

Abbiamo pensato ad **un libro adatto a qualsiasi tipo di persona, con una formazione scientifica e non, perché il nostro obiettivo primario è rendere accessibile a tutti, le ricerche pubblicate recentemente allo scopo di migliorare i sintomi gastrointestinali di coloro che**

soffrono di SII e di altre patologie intestinali come Crohn, colite ulcerosa, celiachia, ecc... con il semplice obiettivo di permettere a queste persone di organizzare la propria dieta e sentirsi meglio.

Definizione della SII

Prima di approfondire l'argomento dobbiamo definire la Sindrome dell'Intestino Irritabile e quali sono le caratteristiche principali. Questo ci permetterà di capire il meccanismo di azione dei carboidrati FODMAPs e come provocano uno squilibrio al vostro intestino.

La definizione in campo internazionale della SII è:

> **"Dolore addominale e disagio in presenza di una defecazione disturbata e in assenza di altre spiegazioni meccaniche, infiammatorie o biochimiche di questi sintomi"**

La SII è un disturbo funzionale dell'apparato digerente, nello specifico dell'intestino. I Disturbi Gastrointestinali Funzionali (FGID in inglese) sono un gruppo di patologie dell'apparato gastroenterico che generano sintomi fastidiosi (diarrea, stitichezza, gonfiore o fastidio addominale, nausea, bruciore epigastrico, ecc...) che incidono in maniera rilevante sulla qualità della vita e per i quali non s'identifica una causa specifica strutturale o biochimica, ma solo un malfunzionamento di quei meccanismi fisiologici dell'intestino in un soggetto peraltro da considerarsi nell'insieme sano.

Cioè, la SII è definita come un **insieme di sintomi**, per i quali non esistono prove mediche (biochimiche, endoscopiche, ecc...) quali per esempio un'analisi del sangue, che possano essere utilizzate per effettuare una diagnosi. Quindi **la SII si definisce come un disturbo funzionale, nel quale non esistono prove che individuino la causa ma sono presenti solo i sintomi.**

Secondo queste caratteristiche si può immaginare quanto difficile sia diagnosticare la SII a causa della mancanza **di prove mediche che possano identificare la SII, ma il tutto si basa solo sulla descrizione dei sintomi dei pazienti.** Nella sezione seguente conosceremo gli strumenti che la medicina moderna utilizza per diagnosticare la SII.

Diagnosi della SII

L'assenza di test medici in caso di SII e di altri disturbi funzionali, ha reso molto difficile la diagnosi della malattia e, per molti anni, queste complicanze hanno indotto a considerare questa patologia come una pseudo- malattia fino a che, negli ultimi anni, la ricerca sulla SII è avanzata a tal punto da ottenere sistemi utili a descriverla accuratamente, identificando gli alimenti che peggiorano i sintomi, come il caso dei FODMAPs.

Uno dei progressi più importanti degli ultimi anni rispetto la SII è stato la **definizione di criteri diagnostici sistematici che possano affermare accuratamente se una persona soffre di SII oppure no**. Quest'aspetto è molto importante se si pensa che l'unico indizio, aldilà delle prove mediche negative, su cui i medici possono basarsi all'ora di diagnosticare la SII, è la descrizione dei sintomi dei pazienti. Per questa ragione è di estrema importanza avere dei criteri universali che possano essere utilizzati per identificare se una persona soffra di SII.

A questo scopo sono stati sviluppati dei questionari a cui i pazienti con sospetta SII si sottopongono. In questi questionari le persone esprimono le caratteristiche dei disagi gastrointestinali di cui soffrono, quali:

✓ Tipologia dei sintomi

✓ Frequenza dei sintomi

✓ Durata dei sintomi

✓ Intensità dei sintomi

I questionari di maggiore utilizzo e accettati dalla comunità scientifica per la diagnosi di disturbi gastrointestinali funzionali (che ricordiamo essere disturbi non individuabili attraverso nessun tipo di analisi di laboratorio o prova medica) sono i questionari della **Rome Foundation (North Carolina, USA)**, attraverso i quali si può diagnosticare con precisione se una persona sia affetta da SII o altri disturbi funzionali gastrointestinali associati, come la dispepsia funzionale.

Per maggiori informazioni potete visitare il sito web ***www.romecriteria.org***, dove troverete una grande quantità d'informazioni sulla SII e altri disturbi funzionali gastrointestinali, in lingua inglese.

Uno dei punti di forza di questi questionari per la diagnosi di SII è stabilire la durata e frequenza dei sintomi, poiché è normale soffrire di problemi gastrointestinali occasionali, ad esempio in seguito a gastroenterite virale, pasti troppo abbondanti, consumo di cibo avariato, ecc ...

Nel caso di soggetti che soffrono di SII, questi sintomi si presentano con una frequenza, intensità e durata molto più elevate. Pertanto per identificare queste differenze, è necessario l'uso di protocolli standardizzati quali i questionari di cui abbiamo appena accennato.

Sebbene i questionari della **Rome Foundation** siano molto prolissi e costituiti da un elevato numero di domande, con l'obiettivo di discernere il tipo di patologia funzionale che colpisce ogni individuo, presentiamo di seguito **una versione semplificata del questionario volta a determinare la probabilità che una persona soffra o non di SII.** Rispondendo alle domande che troverai nella pagina seguente, potrai verificare se la causa dei tuoi disturbi gastrointestinali possa essere la Sindrome dell´Intestino Irritabile (SII).

Questionario sulla SII semplificato

- Soffri di dolore addominale o disagio ricorrente?

- Hai un miglioramento con la defecazione?

- L'inizio dei tuoi sintomi (crampi addominali, gonfiore ecc...) è associato a cambiamenti nel tipo o nella frequenza della defecazione?

- Hai una frequenza di defecazione anomala? Più di 3 volte a giorno o meno di 3 volte settimana?

- Hai un'anormale consistenza delle feci?

- L'inizio dei sintomi è associato a cambiamenti nella forma-consistenza delle feci? Più liquide o più compatte?

- Soffri di gonfiore addominale più di 2-3 volte a settimana?

- Hai, a volte, un impulso incontrollabile ad andare in bagno?

- L'inizio dei tuoi sintomi risale ad almeno sei mesi fa?

- I sintomi si sono presentati almeno sei volte al mese negli ultimi sei mesi?

Se hai risposto affermativamente alle domande del questionario semplificato, e non ci sono altre prove mediche positive che riconducano **ad altre patologie**, come gastroscopie, esami del sangue, febbre, sangue nelle feci o improvvisa perdita di peso di oltre 5 chili (che possono indicare un'altra malattia gastrointestinale come la celiachia o altro) **è probabile che tu possa soffrire di SII.**

Se dopo aver risposto al questionario, pensi di poter essere sensibili ai FODMAPs non devi preoccuparti, **la buona notizia è che, le ricerche scientifiche più moderne hanno dimostrato che puoi ottenere un miglioramento dei tuoi sintomi attraverso una dieta a basso contenuto di FODMAPs e nelle seguenti pagine ti aiuteremo a organizzare la tua alimentazione per sentirti meglio.**

Ricordate che è importante che questi sintomi si prolunghino nel tempo, vale a dire che abbiano una durata di almeno sei mesi (è importante a tal proposito aver risposto affermativamente alle ultime due domande del questionario), infatti, questo è l'unico modo per differenziare un potenziale disagio gastrointestinale temporaneo dalla SII.

È di estremo rilievo **notare che, questo questionario, non sostituisce la diagnosi di un gastroenterologo specializzato in disturbi gastrointestinali funzionali,** ma ti potrebbe aiutare a comprendere cosa accade nel tuo intestino tale da farti star male. È molto importante non auto-diagnosticarsi la SII poiché esistono altre condizioni patologiche con sintomi simili a quelli della SII, malattie come la celiachia, cancro al colon o la colite ulcerosa che richiedono un trattamento diverso e quindi è molto importante identificare il tipo esatto di disturbo con l'obiettivo di eseguire un trattamento specifico.

Una volta che il vostro medico gastroenterologo esaminerà i sintomi, da voi descritti, vi consiglierà di eseguire analisi mediche per escludere altre patologie ed è per questo che vi prescriverà esami del sangue, gastroscopie, ecc.
Una volta diagnosticate malattie come colite ulcerosa, morbo di Crohn, ecc... e dopo il trattamento specifico consigliato dal medico gastroenterologo, si può seguire una dieta a basso contenuto di FODMAPs per migliorare alcuni sintomi ancora presenti.

Ad es. uno studio pubblicato recentemente ha dimostrato come, persone affette da celiachia in seguito ad una dieta priva di glutine possano avvertire ancora alcuni sintomi come gonfiore addominale, dolore ricorrente e diarrea.

Queste persone potrebbero migliorare la loro condizione seguendo un'alimentazione a basso contenuto di FODMAPs in parallelo a quella priva di glutine.

Ricorda che è importante escludere altre patologie intestinali e che il modo migliore per farlo è mettersi in contatto con il medico gastroenterologo. Se dopo aver eseguito delle prove mediche sono escluse altre patologie come quelle di cui abbiamo appena parlato, ti sarà diagnosticata la Sindrome dell'Intestino Irritabile, e in questo caso, **i risultati scientifici pubblicati negli ultimi anni, dimostrano un effettivo miglioramento dei sintomi seguendo una dieta a basso contenuto di FODMAPs** come quella che troverete continuando a leggere questo libro.

Il risultato delle ricerche scientifiche svolte sui FODMAPs e la SII ha dimostrato che una dieta a basso contenuto di FODMAPs riduce i sintomi di SII nel 75% delle persone. Questi dati evidenziano fino a che punto possiamo migliorare i sintomi gastrointestinali soltanto controllando quello che mangiamo, senza farmaci né altre terapie.

Se siete curiosi e volete approfondire la grande quantità di prove scientifiche a sostegno di queste indagini su SII e FODMAPs, non dimenticate di leggere **l'ultima sezione di questo libro, la bibliografia,** dove troverete tutti gli articoli scientifici pubblicati sui FODMAPs e la SII, utilizzati come base scientifica per la stesura di questo libro.

Per seguire un´alimentazione a basso contenuto di carboidrati FODMAPs in modo corretto, una buona idea sarebbe mettersi in contatto con nutrizionisti specializzati nel campo dei FODMAPs. Purtroppo è ancora un tema sconosciuto per molti professionisti della salute, medici o nutrizionisti, soltanto coloro aggiornati in queste ricerche potranno aiutarvi veramente a migliorare i sintomi della SII attraverso l'alimentazione.

Gli specialisti del settore sono gli unici in grado di aiutarti a conoscere:

- ✓ A quali FODMAPs sei più sensibile.
- ✓ Quali alimenti contenenti FODMAPs si dovrebbero evitare.
- ✓ Quali alimenti dovresti ridurre l'assunzione.

Ad ogni modo, questo libro è il miglior strumento per familiarizzare con il mondo dei carboidrati FODMAPs e comprendere come i FODMAPs influenzano i sintomi della SII ed altre patologie.

Capitolo 3. Introduzione al concetto di FODMAPs

Il termine FODMAP si riferisce ai carboidrati a catena corta presenti in alcuni alimenti come verdure, legumi, frutta, latte e altri prodotti che consumiamo regolarmente come farmaci, gomme da masticare e caramelle.

Questi zuccheri o carboidrati a catena corta sono fermentati rapidamente attraverso batteri intestinali (normalmente presenti) provocando la produzione di una gran quantità di gas. Inoltre producono un'anomala formazione delle feci a causa della loro alta capacità osmotica (di attirare acqua verso di sé) provocando stipsi e/o diarrea ricorrenti.

Per capire meglio cosa significhi la parola FODMAPs, dobbiamo sapere che questi zuccheri prendono il nome dal seguente acronimo in inglese:

Fermentable
Oligosaccharides
Disaccharides
Monosaccharides
And
Polyols

Questo termine, utile a definire in campo internazionale questi tipi di carboidrati, può essere tradotto come:

Polioli o polialcooli (Polyols**)**
Monosaccaridi (Monosaccharides**)**
Disaccaridi (Disaccharides**)**
E (And**)**
Oligosaccaridi (Oligosaccharides**)**
Fermentabili (Fermentable**)**

18

Pertanto il termine FODMAPs si caratterizza secondo due parametri:

✓ **Natura chimica:** Sono zuccheri semplici a catena corta (polioli, monosaccaridi, disaccaridi e oligosaccaridi).

✓ **Effetto sul nostro organismo:** Sono utilizzati come cibo (fermentati) in maniera rapida dai batteri che vivono nel nostro intestino.

Una volta fatta chiarezza sull´origine e significato del nome FODMAPs, possiamo analizzare insieme le scoperte scientifiche degli ultimi anni che correlano questi zuccheri alla SII.

Le ricerche scientifiche degli ultimi anni hanno dimostrato **come, la bassa capacità di assorbimento o digestione di questi zuccheri dall'intestino degli esseri umani, possa provocare in soggetti sensibili,** i tipici sintomi della sindrome dell'intestino irritabile come:

✓ Dolore addominale e gonfiore

✓ Diarrea

✓ Costipazione

✓ Meteorismo

✓ Stanchezza e mal di testa ricorrente

✓ Ecc

Questi studi scientifici hanno inoltre dimostrato che i soggetti che, seguono una dieta a basso contenuto di alimenti FODMAPs, migliorano i sintomi nel 75% dei casi.

Questo vuol dire che 3 su 4 persone, migliorano i sintomi, una percentuale molto alta considerando inoltre che la terapia standard per la SII più diffusa e utilizzata negli ultimi anni, a base di un alto consumo di fibra, si è dimostrata del tutto inefficace, portando a miglioramenti solo nel 5% dei pazienti affetti da SII.

Una dieta a basso contenuto di FODMAPs può migliorare notevolmente la qualità di vita, attraverso una riduzione dei sintomi delle persone che soffrono di SII o di altre malattie con sintomi simili (Crohn, diverticolite, colite ulcerosa, ecc).

Capitolo 4. Come agiscono i FODMAPs all'interno del nostro organismo?

I FODMAPs, si comportano in maniera specifica all'interno del nostro organismo poiché **non sono né digeriti né assorbiti in maniera efficiente nell'intestino tenue degli esseri umani**, viaggiando sino all´intestino crasso, dove:

✓ **Sono fermentati rapidamente dai batteri presenti**. Questa fermentazione causa la produzione di una grande quantità di gas, il quale provoca il gonfiore caratteristico di molti soggetti che soffrono della SII, provocando di conseguenza forti dolori addominali dovuti alla pressione di questo gas sulle pareti intestinali.

✓ **Dis-equilibrano il bilancio dei fluidi all´interno dell´intestino crasso.** A causa della loro elevata capacità osmotica (di attrarre acqua) i FODMAPs possono ostacolare il corretto assorbimento dei fluidi necessario per la formazione delle feci. Il risultato è una defecazione anomala che può tradursi in diversi effetti.

Secondo le conseguenze sulla defecazione la SII si può classificare come:

- **SII a diarrea predominante**
- **SII a costipazione predominante**
- **SII alternata** (diarrea e stipsi in periodi alternati)

Pertanto, questi due effetti, sono i principali disturbi provocati dai carboidrati FODMAPs nelle persone affette dalla SII. Questi due disturbi si combinano in maniera diversa in ogni persona provocando tuttavia i classici sintomi ricorrenti nelle persone con SII, tra cui meteorismo, gonfiore addominale, diarrea, stipsi, flatulenza e anche stanchezza e mal di testa.

Capitolo 5. Il processo digestivo: come digeriamo gli alimenti?

Prima di approfondire sui FODMAPs e la SII, crediamo sia una buona idea dedicare qualche parola alla descrizione del processo digestivo negli esseri umani. Sapere come digeriamo gli alimenti e assorbiamo i nutrienti in essi contenuti, per ottenere l'energia di cui abbiamo bisogno ogni giorno, ci aiuterà a capire meglio come i FODMAPs influenzano il nostro organismo e provocano i sintomi nei pazienti con SII.

Il sistema digerente ha la funzione principale di introdurre gli alimenti nel nostro corpo e digerirli in modo da ottenere l'energia e le molecole di cui abbiamo bisogno e, infine, espellere il residuo non digerito. Il tratto digestivo, dalla bocca all'ano, ha una lunghezza di circa 10 metri ed è diviso in parti specializzate con funzioni precise.

La digestione inizia nella bocca, con la saliva e gli enzimi che essa contiene, una volta inghiottito il cibo, questo viaggia attraverso l'esofago, raggiungendo lo stomaco. Nello stomaco, dovuto all'acido presente, gli alimenti, diventano un impasto semi-digerito pronto per entrare nel piccolo intestino o anche chiamato intestino tenue, dove la digestione è completata dall'azione di differenti enzimi. Le sostanze nutritive ottenute dagli alimenti dopo la digestione, sono assorbite principalmente nell'intestino tenue, passano alla circolazione sanguigna e così sono distribuite a tutte le cellule dell´organismo o immagazzinate secondo i bisogni.

La restante parte non digerita né assorbita passa lentamente dall'intestino tenue al crasso, dove acqua e sali minerali si riassorbono portando alla formazione delle feci.

È in questa parte del sistema digerente, che i FODMAPs provocano i problemi poiché, non sono digeriti né assorbiti in maniera efficiente nell'intestino tenue e passano all'intestino crasso, dove sono fermentati (consumati come cibo) rapidamente dai batteri presenti. Questo provoca la produzione di una grande quantità di gas, che provoca gonfiore e dolore addominale e causa un'anomala formazione delle feci accompagnata da diarrea o stipsi.

Anche se una produzione eccessiva di gas può essere un problema per persone che soffrono di SII o altre patologie con sintomi simili, la fermentazione di una frazione del cibo che ingeriamo, da parte dei batteri presenti nell'intestino, è un **processo naturale, normale ed essenziale per il mantenimento della salute del nostro organismo**.

Nell'intestino crasso sono presenti diversi ceppi di batteri e in quantità elevate (considerate che il numero di batteri presenti nel nostro intestino supera il numero di cellule del nostro corpo!!) che si alimentano dei residui degli alimenti che non sono stati assorbiti né digeriti, producendo anche sostanze benefiche per il nostro organismo, come gli acidi grassi a catena corta (SCFA in inglese).

Alcuni di questi batteri producono gas come conseguenza del loro metabolismo e una parte di questo gas è eliminata attraverso l'ano, mentre un'altra parte serve ancora come "cibo" per altri batteri che vivono nell'intestino.

Un esempio dell'importanza di questi batteri e del loro metabolismo sono gli acidi grassi a catena corta (SCFA) che abbiamo appena citato. Questi SCFA, prodotti come risultato delle attività metaboliche di alcuni batteri intestinali, sono utilizzati come **fonte principale di cibo dalle cellule della parete intestinale**. Senza questa fonte di cibo le cellule non potrebbero sopravvivere e diverse funzioni importanti per l'organismo, tra le quali la funzione immunitaria, sarebbero compromesse.

Capitolo 6. Perché i FODMAPs provocano sintomi ad alcune persone e ad altre no?

Chiarito il processo digestivo e come i batteri dell'intestino si alimentano di sostanze presenti negli alimenti, vi starete domandando:

> **Perché, un processo naturale e benefico per il nostro organismo, produce sintomi dolorosi? Perché in alcune persone si scatenano i sintomi dopo aver assunto carboidrati FODMAPs e in altre no?**

La risposta a queste domande è molto complessa e, ad oggi, la scienza non ha una risposta chiara e definitiva. L'ipotesi più plausibile è data dallo stretto rapporto esistente tra intestino e cervello. Infatti, il nostro sistema nervoso centrale controlla tutti i processi riguardanti la digestione ed una parte di questo, anche conosciuta come sistema nervoso enterico (Enteric Nervous System, ENS in inglese), è deputata al controllo di tutte le funzioni gastrointestinali. Dovuto a questo stretto collegamento, l'intestino è talvolta chiamato il **secondo cervello**.

L'esempio della caffeina ci può aiutare a capire meglio questa connessione cervello-intestino. La caffeina è uno stimolante dei neuroni nel nostro cervello, e quindi per questa ragione l'assunzione del caffè al mattino ci "sveglia", perché la caffeina stimolando i nostri neuroni ci rendi più attivi.

Sicuramente molti di voi avranno notato come in seguito all'assunzione del caffè, spesso si è costretti a correre al bagno. Questo accade perché la caffeina attiva anche dei neuroni nel sistema nervoso enterico, che attivano i muscoli intestinali e, infine, ci stimolano ad evacuare.

Con questo esempio siamo in grado di comprendere l'intima relazione tra il nostro intestino e il nostro sistema nervoso e come, alcune persone, soffrono dei sintomi della SII e altre no, a secondo del rapporto cervello-intestino, unico e specifico di ogni persona.

Esistono altri fattori che possono esacerbare i sintomi della SII, come ad esempio il caso della produzione di lattasi, l'enzima che digerisce il lattosio. Ogni persona produce una determinata quantità di lattasi e tale produzione definisce la capacità di ogni individuo di digerire il latte e i suoi derivati.

Per complicare ulteriormente le cose, la capacità di produrre lattasi non è costante nella vita di una persona. La nostra capacità di digerire il lattosio è inversamente proporzionale all'età, quindi diminuisce con l'aumentare dell'età dovuta alla riduzione della produzione di lattasi perché, il ruolo iniziale di questo enzima nei nostri antenati, era esclusivamente di digestione del latte fornito nei primi anni di sviluppo. In seguito, per mutazione e selezione, abbiamo acquisito la capacità di digerire il latte in età adulta per produrre un vantaggio evolutivo a causa dell'elevato valore nutrizionale del latte e dei suoi derivati.

Curiosamente la capacità di digerire il lattosio cambia nei diversi gruppi etnici. La tolleranza al lattosio è vicina al 100% nei paesi in cui l'allevamento si è praticato in modo continuo, come nel nord dell'Europa, mentre la maggior parte dei popoli africani e asiatici discendenti da società tradizionalmente dedite all'agricoltura, possiede una minore capacità di produzione della lattasi.

In altri casi, come il fruttosio e polioli, ci sono persone con maggiore capacità di assorbimento di questi zuccheri semplici che non richiedono digestione. Alcune persone infatti presentano un maggior numero di trasportatori nelle cellule della parete intestinale che altre non possiedono.

Quelli con una capacità di assorbimento inferiore hanno un rischio più elevato di disagio in seguito al consumo di cibi ricchi di FODMAPs, come abbiamo visto in precedenza.

Inoltre, gli ultimi studi si focalizzano sempre più sul comprendere il ruolo dei batteri che popolano il nostro intestino (Gut Microbiota, in inglese). Si è visto come i ceppi di batteri intestinali possano essere differenti tra le persone che soffrono o non della SII. Questo ha senso se si ricorda il meccanismo con cui FODMAPs provocano sintomi in persone con SII. I FODMAPs sono rapidamente fermentati dai batteri intestinali, ma ogni tipo di batteri, ha una preferenza diversa per ogni tipo di FODMAP come cibo, quindi, un profilo specifico di batteri nell'intestino si tradurrà in un profilo peculiare di fermentazione e questo può determinare il tipo e l'intensità dei sintomi tipici della SII.

D'altra parte, ci sono casi in cui la capacità di digestione o di assorbimento dei FODMAPs si riduce in seguito ad un processo patologico.

Una recente ricerca ha evidenziato che **l'insorgenza dei sintomi tipici della SII può essere associata, in alcuni casi, a una forte gastroenterite che ha danneggiato o indebolito la capacità di secrezione di enzimi nell'intestino** (ad es. lattasi), o che hanno ridotto la capacità di assorbimento delle pareti intestinali. In questi studi sono stati descritti danni alle cellule della parete intestinale che portano a una ridotta capacità di assorbire i carboidrati FODMAPs, segnando la comparsa dei sintomi gastrointestinali tipici della SII.

Talvolta, anche in seguito a chirurgie, si possono indurre dei cambiamenti della cavità addominale. Ad esempio, si segnalano casi in cui, donne sottoposte a rimozione mammaria per ragioni oncologiche, hanno subito un successivo rimodellamento della cavità addominale che provoca intensi dolori a causa della presenza di gas.

Questo accade perché, in seguito a mastectomia, si riorganizzano gli organi ed i tessuti, con un minore spazio per l'intestino, provocando sensazioni molte dolorose quando l'intestino si espande in seguito alla produzione di gas che accompagna la fermentazione batterica.

Un altro esempio di chirurgie che possono scatenare la comparsa di sintomi della SII, è la rimozione di parte dell'intestino (in seguito a Crohn, cancro, infezioni, ecc.). Questa può causare la modifica del tempo di transito intestinale e promuovere problemi di tipo SII. Un passaggio troppo veloce degli alimenti lungo l'intestino, può portare ad una incompleta digestione ed un ridotto assorbimento di zuccheri FODMAPs che, una volta arrivati in grande quantità nell'intestino crasso, possono provocare una produzione di gas eccessiva, diarrea e dolore addominale.

Come si può notare, esistono diverse fonti o fattori che causano i sintomi tipici della SII ad alcune persone e non altre, e così si spiega come alcuni individui possono assumere quantità elevate di carboidrati FODMAPs nella dieta, senza accusare nessun sintomo, mentre altre persone sono molto più sensibili e devono controllare l'assunzione di queste sostanze nella dieta. La cosa importante è conoscere quali tipi di FODMAPs ci causano più problemi e organizzare i nostri pasti per ridurre al minimo i sintomi. In questo libro ti aiuteremo a raggiungere quest'obiettivo, continua a leggere ed imparerai a farlo.

Chiarito il funzionamento del processo digestivo negli esseri umani, sarà più facile capire in che modo i carboidrati FODMAPs possano causare i sintomi tipici della SII. Tuttavia prima di continuare con i FODMAPs e la SII dobbiamo fare alcune precisazioni necessarie per comprendere al meglio tutte le informazioni contenute in questo libro.

Capitolo 7. Allergie vs intolleranze alimentari

C'è molta confusione tra allergie e intolleranze alimentari, spesso si tende a scambiare un'allergia con un'intolleranza alimentare e viceversa. Dedicheremo un paio di parole per descrivere entrambi i tipi di reazioni avverse, in particolare, riguardanti il cibo.

Le allergie alimentari hanno una serie di caratteristiche specifiche che possiamo elencare di seguito:

✓ Sono più rare, colpiscono 1 persona su 50 (un 2% della popolazione).

✓ Hanno un meccanismo d'azione che è gestito dal sistema immunitario (attraverso IgE e altri anticorpi).

✓ Possono provocare gravi complicazioni come lo shock anafilattico.

✓ Gli effetti si presentano quasi immediatamente dopo l´assunzione del cibo allergizzante in questione.

✓ Il meccanismo di attuazione è sempre lo stesso, cioè, ogni volta che mangiamo o entriamo a contatto con la sostanza alla quale siamo allergici, anche se in quantità molto piccole, si scatena la stessa risposta.

Ad esempio, una persona può reagire alle proteine che si trovano nella frutta secca immediatamente dopo l'assunzione, con una reazione mediata dal sistema immunitario e quindi chiamiamo questa risposta: allergia alimentare. In questo caso basta soltanto una piccola quantità della sostanza allergizzante e la risposta si scatenerà indipendentemente da altri fattori come assunzione contemporanea ad altri cibi, ecc.

D'altro canto, le intolleranze alimentari hanno anche proprie particolarità:

✓ Sono molto più comuni, colpiscono fino a 1 su 5 persone (un 20% della popolazione).

✓ Non coinvolgono direttamente il sistema immunitario.

✓ Sono più variabili rispetto alla risposta dell´organismo perché questa risposta viene influenzata da molti fattori (quantità ingerita, momento dell'assunzione, combinazione con altri alimenti, ecc...).

✓ Non provocano reazioni come lo shock anafilattico, ma possono ridurre in modo significativo la qualità di vita di coloro che ne soffrono.

Tra i sintomi associati alle intolleranze alimentari ritroviamo il gonfiore addominale, diarrea, costipazione, flatulenza, stanchezza, mal di testa ricorrente, ecc...

Tutti questi sintomi sono gli stessi che possono causare gli alimenti ricchi di FODMAPs. **Pertanto, nel caso di FODMAPs e della Sindrome dell'Intestino Irritabile, parliamo d'intolleranze alimentari e non di allergie.**

L'intensità e le condizioni per scatenare questi sintomi dipendono da molti fattori e sono variabili, come abbiamo già accennato. **Con questo libro imparerete a:**

1. **Ridurre i sintomi delle intolleranze alimentari causate dai carboidrati FODMAPs.**
2. **Identificare gli alimenti con un alto contenuto in FODMAPs.**
3. **Stabilire le strategie per limitare il consumo di FODMAPs.**

Tutto questo in modo da ridurre i sintomi al minimo e migliorare la vostra qualità di vita, mantenendo una dieta sana ed equilibrata ed uno stile di vita nutrizionalmente salutare e bilanciato.

Capitolo 8. Altre patologie gastrointestinali

Anche se non approfondiremo la nostra conoscenza su altre patologie gastrointestinali, prima di continuare a parlare di FODMAPs, dedicheremo alcune parole ad altri disturbi dell'apparato digerente che non devono essere confusi con la SII e che possiedono proprie e specifiche caratteristiche.

Non ci dilungheremo sulla descrizione di queste malattie del sistema digerente poiché questo libro è dedicato alla SII e alla dieta FODMAPs, ma consideriamo importante soffermarci un attimo per chiarire alcuni concetti.

Reflusso gastroesofageo

La sensazione di bruciore di stomaco, a volte anche fino al petto è, secondo diversi studi, il disturbo più comune per il quale si ricorre ad una visita specialistica dal gastroenterologo. Questo sintomo di bruciore è la più chiara espressione di una condizione chiamata Malattia da Reflusso Gastroesofageo (GERD in inglese) e colpisce un grande numero di persone in tutto il mondo. Ad esempio è un disturbo tipico nelle donne in gravidanza, dovuto allo spostamento dello stomaco durante la crescita fetale.

Il così chiamato reflusso è un sintomo tipico della digestione, causato dal ritorno di una parte del contenuto acido dello stomaco all'esofago, che è il tubo che collega la bocca allo stomaco. Il tessuto che riveste l'esofago non è preparato all'acidità dei succhi gastrici come lo sono le pareti dello stomaco, e per questo si produce l'irritazione delle pareti interne dell'esofago che provoca la sensazione di bruciore tipica in questi casi.

Il reflusso (GERD) è causato da un cattivo funzionamento dello sfintere responsabile del blocco del passaggio dallo stomaco all'esofago, dei prodotti della digestione.

Inoltre esistono molti fattori che possono aggravare questo disturbo, tra cui l'assunzione di alcuni cibi, lo stress e certe posizioni assunte dopo i pasti.

Una delle caratteristiche tipiche del reflusso è che si presenta generalmente poco tempo dopo aver mangiato. Questo è molto importante per non confondere questo disturbo con i problemi che i FODMAPs causano a livello intestinale. **Nel caso dei FODMAPs i sintomi tardano a manifestarsi poiché, per causare disturbi, i carboidrati FODMAPs devono giungere sino all'intestino crasso**. I tempi variano da persona a persona nell´ordine di ore mentre i sintomi tipici del reflusso o la dispepsia, di cui parleremo successivamente, si presentano pochi minuti dopo la fine dei pasti.

Esistono alimenti che peggiorano i sintomi come: caffè e bevande a base di caffeina (energetiche), tè, cocco e anche bevande a base di cola, poiché questi alimenti stimolano la produzione di acido. Inoltre i cibi eccessivamente grassi o fritti rallentano la digestione e aumentano il tempo di permanenza degli alimenti nello stomaco. Anche le salse di pomodoro e gli agrumi, per l'elevato contenuto in acido, sono alimenti che potrebbero peggiorare il reflusso.

Altri fattori, non associati direttamente all'alimentazione come fumo, sovrappeso o l'assunzione di alcuni farmaci (alendronato, ibandronato, nifedipina, ibuprofene), aggravano i sintomi della malattia da reflusso.

Anche se si tratta di una patologia ben diversa dalla SII, **recenti studi hanno dimostrato un miglioramento dei sintomi nelle persone con malattia da reflusso gastroesofageo, con una dieta a regime controllato di FODMAPs.**

Infatti, in seguito ad una dieta a basso contenuto di FODMAPs, si produce un minor quantitativo di gas nell'intestino crasso, riducendone il gonfiore e lasciando più spazio allo stomaco, che non essendo compresso conterrà la fuoriuscita del suo acido, evitando che la persona soffra di reflusso a causa di un intestino gonfio.

Dispepsia funzionale

Alcune persone hanno sintomi come gonfiore addominale, nausea ed eruttazioni, subito dopo aver mangiato o anche durante i pasti, senza nessuna ragione apparente. Questa condizione è chiamata **dispepsia funzionale** ed è caratterizzata da una sensazione di disagio che può includere tutti o alcuni dei sintomi descritti sopra. Normalmente si presenta alla fine dei pasti o entro mezz'ora dalla fine del pasto.

Secondo le recenti ricerche questa condizione colpisce il 25% della popolazione, con ugual frequenza in uomini e donne.

Molte persone sospettano di avere ulcere a causa dei sintomi simili, ma dopo essersi sottoposte a gastroscopie, non si osservano anomalie nel tessuto interno (epitelio) dello stomaco, come solitamente si verifica nelle ulcere.

Anche in questo caso gli esami clinici non indicano una causa diretta dei sintomi e, quindi, si definisce la dispepsia, un disturbo funzionale, come la SII.

Nel caso delle ulcere, esistono farmaci utili ad alleviare i sintomi associati mentre nel caso della dispepsia si possono seguire alcuni suggerimenti durante il consumo dei pasti con l'obiettivo di ridurre al minimo i sintomi. Alcuni esempi di questi consigli per la dispepsia funzionale sono:

- Ridurre la quantità di cibo assunto a pranzo e a cena e fare cinque pasti al giorno di quantità simili.

- Masticare lentamente, almeno 20 volte ogni boccone.

- Spendere minimo 40 minuti per pasto.

- Evitare l'uso di gomme e caramelle che possano incrementare l´introito di aria nello stomaco e favorire la fuoriuscita dei succhi gastrici verso l'esofago.

Una sorprendente scoperta è stata descritta in studi scientifici recenti, in cui si è evidenziato come il trattamento antibiotico volto all'eradicazione delle ulcere causate da Helicobacter Pylori non elimina in tutti casi i sintomi associati a queste ulcere, che come abbiamo visto, sono simili ai sintomi della dispepsia funzionale. Pertanto è necessario, oltre le terapie antibiotiche per eliminare H. Pylori, seguire i consigli per migliorare la digestione.

Morbo di Crohn e colite ulcerosa

Due malattie spesso confuse a causa delle loro similitudini fisiopatologiche, caratterizzate entrambe da diarrea cronica quale sintomo principale, sono il morbo di Crohn e la colite ulcerosa. Queste due patologie possono essere molto fastidiose, alcune persone hanno diarrea cronica, anche diverse volte al giorno, e spesso le scariche si presentano con un bisogno urgente di "correre" in bagno, lasciando immaginare quanto la qualità della vita di questi soggetti sia compromessa.

Entrambe le patologie rientrano nelle Malattie Infiammatorie Intestinali, caratterizzate da processi infiammatori e di deterioramento delle pareti dell'intestino.
In questo caso non possiamo parlare più di disturbi funzionali poiché esistono prove mediche, come l'endoscopia, in grado di rilevare chiaramente l'esistenza di un danno all'epitelio (tessuto interno) in questa zona del tratto digerente quale causa dei sintomi.

Queste due malattie sono caratterizzate da periodi alternati con e senza sintomi, ma se da un lato la malattia di Crohn può interessare tutto il tratto digerente, dalla bocca all'ano, dall'altro la colite ulcerosa è limitata all'intestino crasso, soprattutto il retto.

36

Non si è ancora identificata una causa diretta di queste malattie intestinali, ma molti fattori come lo stress, predisposizione genetiche e fattori ambientali potrebbero farne da co-causa.

Diversi studi hanno dimostrato come la dieta a basso contenuto in FODMAPs possa migliorare sintomi come gonfiore, diarrea o meteorismo nelle persone affette da Crohn e Colite Ulcerosa. Un consumo ridotto e controllato dei FODMAPs allevia i sintomi e migliora la qualità di vita di queste persone.

Sensibilità al glutine non celiaca

Sensibilità al glutine non celiaca è quella patologia, descritta recentemente, nella quale si presentano sintomi gastrointestinali dovuti all'ingestione di glutine. In questo caso tutte le prove mediche come: presenza di anticorpi caratteristici della celiachia (endomisio, transglutaminasi), degenerazione dell'epitelio intestinale, ecc. risultano negative, impossibilitando così una diagnosi di celiachia.

Si pensa che il meccanismo della sensibilità al glutine non celiaca sia una risposta immunitaria innata a differenza del caso della celiachia che è una risposta autoimmune. Questo meccanismo spiegherebbe perché nel caso della celiachia si possano rilevare questi anticorpi nel sangue dei soggetti celiaci.

Sebbene la sensibilità al glutine non celiaca è un processo patologico fisiologicamente diverso dalla celiachia, allo stesso modo, il trattamento da seguire è una dieta priva di glutine. Tuttavia, come abbiamo visto prima, **anche seguendo una dieta priva di glutine, non tutti i sintomi scompaiono e in questo caso sarebbe consigliabile abbinare una dieta a basso contenuto di FODMAPs alla dieta priva di glutine** e valutare i possibili miglioramenti.

Diverticolite

Diverticolo è definito una sorta di rigonfiamento che fuoriesce da un organo. Nel caso della diverticolite, queste protuberanze si sviluppano nella zona del cosiddetto colon sigmoideo che è la parte più stretta del colon.

A causa delle ridotte dimensioni, questa è una zona dell´intestino che subisce molta pressione durante il passaggio degli alimenti semi digeriti ed è per questo che si verificano i cosiddetti diverticoli. I diverticoli si possono infettare e infiammare, con conseguenti sintomi come dolore e febbre, e aumento della concentrazione di globuli bianchi (leucociti) nel sangue, a causa del processo infettivo. Spesso accompagnata anche da diarrea, nausea e sanguinamento rettale.

Diversi studi hanno identificato i fattori che aumentano la probabilità di sviluppare la diverticolite, come:

- ✓ Stress.
- ✓ Dieta sbilanciata.
- ✓ Età superiore a cinquanta anni.

La diverticolite condivide alcuni sintomi tipici della SII, quale diarrea e nausea ma è una patologia completamente differente.

Un medico gastroenterologo, mediante endoscopia, può valutare il caso specifico, quindi **se oltre gonfiore, diarrea o stipsi si presenta la febbre e sangue nelle feci, dovresti sottoporti ad un controllo specifico il prima possibile.**

Una dieta a ridotto contenuto di FODMAPs può migliorare i sintomi caratteristici della diverticolite.

Anormale crescita batterica nel piccolo intestino

Negli ultimi anni si è descritta la crescita anormale di batteri nel piccolo intestino (SIBO in inglese) come una possibile causa di produzione eccessiva di gas e dolore addominale in alcuni pazienti. Il piccolo intestino o intestino tenue, contiene un numero molto inferiore di batteri rispetto all'intestino crasso. Pertanto una crescita eccessiva di batteri in questa porzione d'intestino può provocare una grande produzione di gas dovuta alla loro fermentazione.

Il problema è che lo spazio nell'intestino tenue è ridotto rispetto al crasso e pertanto la capacità di distensione è notevolmente inferiore, provocando una sensazione molto dolorosa quando si gonfia a causa dei gas.

Il tuo medico di fiducia può eseguire test specifici per determinare se la SIBO è la causa dei tuoi problemi gastrointestinali. Una volta individuata la SIBO come origine dei sintomi vi sarà prescritta una cura antibiotica con l'obiettivo di ridurre la quantità di batteri cresciuti in maniera anomala in questa parte dell'intestino.

Una dieta a basso contenuto di FODMAPs è una buona scelta quando si soffre di SIBO poiché, **la riduzione di zuccheri FODMAPs nella dieta, diminuirà il substrato utilizzato come fonte di energia da questi batteri e pertanto, si produrrà meno gas e di conseguenza il dolore e il gonfiore addominale saranno notevolmente attenuati.**

Capitolo 9. Cosa sono i FODMAPs?

Adesso che alcuni concetti sono stati chiariti e abbiamo introdotto inizialmente il termine FODMAP, è il momento di approfondire l'argomento e conoscere cosa sono i FODMAPs, quanti tipi esistono, in quali alimenti si trovano, quali cibi ne contengono in maggior quantità e come organizzare la nostra dieta per controllarne il consumo mantenendo allo stesso tempo un'alimentazione sana, ricca ed equilibrata.

I FODMAPs sono zuccheri (carboidrati) a catena corta che possiamo trovare nelle verdure, nella frutta, nel latte e anche in farmaci, caramelle, dolci e gomme da masticare. Il termine FODMAP fu coniato dai ricercatori, della Monash University di Melbourne (Australia), che ne hanno descritti per primi i loro effetti, autori della maggior parte delle pubblicazioni scientifiche sull'argomento FODMAPs.

Ti chiederai, che cosa rende peculiari questi zuccheri? Non è di zucchero (carboidrati) che si nutre l'essere umano? Com'è possibile che l'utilizzo della fonte primaria di energia possa provocare questi sintomi dolorosi e scomodi?

Anche se i FODMAPs sono carboidrati, chiamati anche zuccheri, non tutti i carboidrati sono uguali e, sebbene sia vero che la fonte primaria di energia delle nostre cellule è uno zucchero, quale è il glucosio, esistono molti tipi di zuccheri, ciascuno con delle caratteristiche chimiche e biochimiche specifiche.

In questa sezione vedremo cosa rende questi carboidrati speciali e perché la loro presenza nella dieta è stata identificata come una delle cause dei sintomi nei soggetti che soffrono di SII.

La questione chiave è che, questi tipi di zuccheri a catena corta, anche se chimicamente e biochimicamente diversi tra di loro, **presentano una serie di caratteristiche comuni responsabili dei sintomi in persone con SII e altre patologie simili**:

✓ Il loro assorbimento/digestione è lento e inefficiente negli esseri umani e così rimangono all'interno dell'intestino senza essere assorbiti.

✓ Non essendo assorbiti, a causa della loro elevata capacità osmotica, provocano lo squilibrio di fluidi nell'intestino, provocando un'anomala formazione delle feci e conseguente costipazione o diarrea ricorrente nei soggetti predisposti.

✓ Sono il cibo preferito dei batteri intestinali che fermentano (consumano) i FODMAPs in maniera veloce, generando una grande quantità di gas in poco tempo, il quale provoca gonfiore, meteorismo, flatulenza e forti dolori addominali.

✓ È stato dimostrato che limitare il consumo di FODMAPs riduce i sintomi della sindrome dell'intestino irritabile nel 75% dei casi.

Ora che abbiamo accennato le caratteristiche dei carboidrati FODMAPs è certamente facile capire la connessione tra queste e gli effetti che provocano sulle persone che soffrono di SII.

La prima caratteristica di questi FODMAPs, cioè la difficoltà ad essere digeriti ed assorbiti, fa sì che, invece di passare nel flusso sanguigno ed essere trasportati alle cellule del corpo come nutrienti o immagazzinati come riserva, a seconda delle esigenze dell'organismo, rimangano invece nell'intestino.

Una volta arrivati nell'intestino crasso i FODMAPs rappresentano una fonte importante di nutrienti per i batteri che popolano questa zona dell´apparato digerente. Così i FODMAPs sono consumati rapidamente da questi batteri, dando luogo alla produzione di una grande quantità di gas, come risultato del loro metabolismo. Questo gas può provocare un eccessivo gonfiore addominale e, in molti casi, provocano anche dolore intenso dovuto all´espansione delle pareti dell´intestino per la generazione di gas.

Inoltre, l´altra caratteristica principale dei FODMAPs, è la loro elevata capacità osmotica, cioè **di attrarre acqua**. Questo squilibrio di fluidi che avviene nell´intestino crasso, interferisce con la corretta formazione delle feci, dando come risultato diarrea in alcuni casi ed, in altri, stitichezza prolungata a secondo l´individuo.

In molti casi lo sbilanciamento dei fluidi nell'intestino crasso, che tra l'altro è il luogo dove in condizioni normali si riassorbe l´acqua in eccesso delle feci, può provocare l´impulso urgente di andare in bagno a diarrea. Alcuni dei pazienti che soffrono di SII raccontano che a volte questo impulso è così intenso e urgente che hanno difficoltà a giungere in tempo al bagno, limitando enormemente le loro uscite da casa, per evitare di aver bisogno di un bagno in maniera urgente ed immediata.

Capitolo 10. La goccia che fa traboccare il vaso

Quante volte avete pensato che un alimento sia stato la causa dei vostri sintomi gastrointestinali però altre volte lo avete consumato senza problemi. La maggior parte dei pazienti riferisce spesso di sentirsi persi, perché non comprendono come mai l'alimento che una volta ha provocato i sintomi, dando luogo a gonfiore e diarrea, altre volte non ha causato nessun problema.

Questo è normale ed è dovuto al modo in cui si comportano i FODMAPs all'interno del nostro corpo. Come abbiamo visto in precedenza, **i FODMAPs causano problemi d'intolleranza alimentare**, e le intolleranze alimentari hanno la caratteristica di provocare **sintomi dipendenti da diversi fattori** come:

✓ Gruppo di FODMAPs consumato;

✓ Quantità consumata;

✓ Altri alimenti consumati in concomitanza;

✓ Altri alimenti consumati nelle ore precedenti;

✓ Caratteristiche specifiche dell'individuo;

✓ Altri.

Nel caso di allergie i sintomi si scatenano nel momento in cui si entra a contatto con la sostanza allergizzante, anche in piccole quantità e indipendentemente da fattori che abbiamo visto nel caso delle intolleranze alimentari.

Pertanto, data la complessità dei fattori che influenzano la comparsa dei sintomi associati ai FODMAPs, per farvi comprendere al meglio cosa accade nell'intestino usiamo il famoso detto della **goccia che fa traboccare il vaso**.

È molto importante sapere che **il nostro intestino ha una capacità limitata di gestire carboidrati FODMAPs**, è come un bicchiere, con un **volume massimo determinato**, superato il quale arriva un momento in cui trabocca.

Quando, in un giorno, superiamo la nostra capacità personale di assimilare FODMAPs, accade che **i FODMAPs che eccedono questa capacità viaggianno fino all'intestino crasso e vengono fermentati rapidamente** a causa dei batteri presenti, provocando i sintomi gastrointestinali di cui abbiamo parlato diverse volte in precedenza (gonfiore, dolore addominale, meteorismo, flatulenza, diarrea, stipsi...)

Una volta superata la nostra capacità personale di gestire la digestione e l'assorbimento di FODMAPs, compare la goccia che fa traboccare il vaso, e pertanto i sintomi propri della SII. Ogni persona è unica in base alla quantità di FODMAPs che può tollerare e al gruppo o gruppi di FODMAPs a cui è più sensibile.

Ti aiuteremo a conoscere i tuoi limiti di consumo dei FODMAPs e quali FODMAPs ti provocano più problemi. È molto importante conoscere la natura del "bicchiere" intestinale, per sapere qual è la nostra capacità specifica di consumare FODMAPs, con l´obiettivo di non far "traboccare il nostro vaso".

Una volta che hai imparato a gestire il tuo "vaso", potrai organizzare i tuoi pasti con l´obiettivo di seguire una dieta sana, equilibrata e adatta alle tue esigenze nutrizionali e soprattutto, ridurrai i tuoi sintomi al minimo.

Tipi di FODMAPs

In questa sezione vedremo quali tipi di FODMAPs esistono e alcune caratteristiche specifiche. I carboidrati FODMAPs possono essere suddivisi in cinque gruppi, a seconda della loro natura chimica:

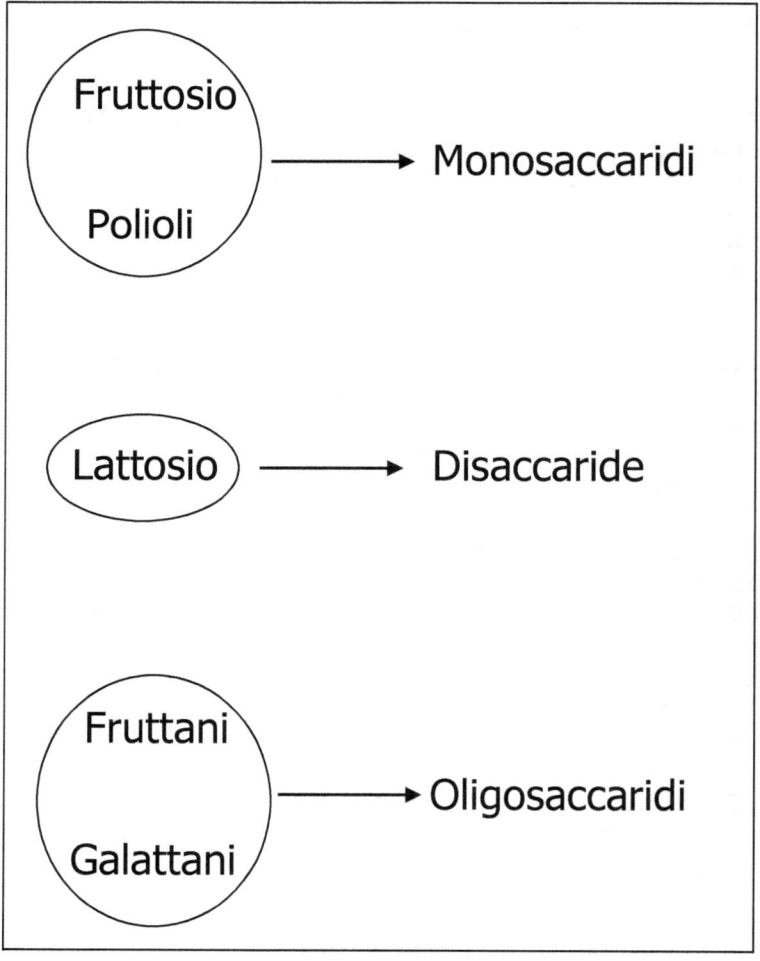

Capitolo 11: Lattosio

Il lattosio è un tipico esempio di FODMAP che sicuramente molti di voi già conoscono, perché hanno sperimentato problemi con alimenti contenenti lattosio o perché è stata diagnosticata un'intolleranza al lattosio.

Il lattosio è il carboidrato più abbondante nel latte ed è un disaccaride composto da due unità più piccole di zucchero (monosaccaride): il glucosio e il galattosio.

Nei primi anni di vita di tutti gli esseri umani, la tolleranza al lattosio è elevata poiché è contenuto nella principale fonte di energia per il lattante, il latte materno. Pertanto, è essenziale per il corretto sviluppo, poter digerire questo zucchero del latte con l´obiettivo di ottenere l'energia necessaria per crescere in maniera ottimale.

La capacità di digerire il lattosio dipende dalla presenza dell'enzima lattasi, prodotto dalle cellule della parete intestinale. La produzione della lattasi è massima nei primi anni di vita ma fisiologicamente tende a ridursi con il trascorrere del tempo.

Ci sono molte altre situazioni non fisiologiche, associate a patologie o altri eventi che riducono la produzione di lattasi e che provocano problemi nella digestione del lattosio. Alcune cause di una riduzione nella produzione di lattasi, che possono sfociare in un´intolleranza al lattosio, sono:

- ✓ Deficit genetico della produzione dell'enzima.
- ✓ La rimozione di una parte dell'intestino.
- ✓ Un'infezione intestinale che può colpire le cellule della parete intestinale che producono la lattasi.

Quando, per qualsiasi motivo, non si produce abbastanza lattasi, la capacità di digerire il lattosio da parte dell'organismo è compromessa e quindi, il lattosio non digerito, passa dal piccolo intestino all'intestino crasso dove è fermentato dai batteri presenti dando come risultato, flatulenza, meteorismo e gonfiore addominale dovuto all'eccessiva produzione di gas.

Si possono verificare anche episodi di diarrea, in questi casi dovuta alla capacità osmotica che ha il lattosio, come gli altri FODMAPs, e della quale abbiamo parlato in precedenza.

Nei casi in cui si produce una quantità di lattasi adeguata, ma si consumano in eccesso alimenti ricchi di altri FODMAPs, o la quantità di lattosio assunta è estremamente alta, il vostro intestino non potrà né digerire né assorbire quella grande quantità di FODMAPs assunti e si scateneranno i sintomi.

Pertanto, produrre poco enzima lattasi e quindi, essere intolleranti al lattosio, non significa dover eliminare completamente il latte e i suoi derivati dalla dieta.

L'intolleranza al lattosio è una questione di grado in molte persone e questo vuol dire che, nella maggior parte dei casi, esiste un livello di lattosio che può essere consumato senza causare i sintomi gastrointestinali.

In molti casi le persone intolleranti possono consumare quantità controllate di alimenti a base di latte, e questo è importante poiché il latte contiene una grande quantità di nutrienti fondamentali per il nostro organismo.

Dall'altra parte è anche importante sapere che **non tutti gli alimenti derivati dal latte contengono la stessa quantità di lattosio**.

Di seguito troverete una tabella di alimenti ed il corrispettivo contenuto di lattosio:

- 125ml (una tazza) latte intero .... 16g di lattosio
- 125ml Latte parz. scremato .... 15g di lattosio
- 125ml Latte scremato .... 13g di lattosio
- 100g Fiocchi di latte .... 8g di lattosio
- 125ml Yogurt magro .... 6g di lattosio
- 100g Formaggi stagionati............................ 0,1g di lattosio

La maggior parte delle persone con intolleranza al lattosio potrebbe tollerare fino a 2-4 g di lattosio per ogni pasto dipendendo dagli alimenti consumati in concomitanza.

Il problema è che, quando il lattosio è consumato insieme ad altri alimenti contenenti carboidrati FODMAPs, la quantità di lattosio tollerata si riduce a causa della limitata capacità di assorbire e digerire gli zuccheri FODMAPs del nostro intestino (ricordare l'analogia della goccia che fa traboccare il vaso).

Fonti naturali di lattosio

Come tutti sappiamo il lattosio si trova in tutti i tipi di latte di origine animale che consumiamo come latte di mucca, capra, pecora e asina. È presente anche nei prodotti preparati dal latte come formaggio e yogurt.

La quantità di lattosio nei derivati del latte e più bassa poiché questi alimenti si ottengono **attraverso la fermentazione del latte,** processo per il quale i batteri utilizzano una parte del contenuto di lattosio del latte producendo lattato come risultato.

Tuttavia bisogna porre attenzione al consumo del latte e derivati, poiché esistono molti metodi di preparazione dei derivati del latte e ognuno produce una diversa quantità di lattosio nel prodotto finale.

Ad esempio, alcuni anni fa, lo yogurt prodotto artigianalmente a casa, conteneva una bassissima quantità di lattosio a causa dei lunghi tempi di fermentazione impiegati nella preparazione, che portavano ad esaurire quasi completamente il lattosio presente.

Oggigiorno, nella preparazione industriale dello yogurt, è spesso utilizzato siero di latte, il quale potrebbe contenere un alto contenuto di lattosio (pari al 60% della frazione secca), per aumentare la densità e le proprietà organolettiche nel prodotto finale, in questo modo la quantità finale di lattosio è notevolmente superiore a quella presente negli yogurt preparati con metodi artigianali tradizionali.

Altre fonti di lattosio

Molte persone non lo sanno, ma l'eccipiente più diffuso nei farmaci è il lattosio. Pertanto, è molto importante controllare quale sia l'introito di lattosio nel nostro organismo attraverso i medicinali, poiché potrebbe rivelarsi una fonte inaspettata di elevate quantità di lattosio. Molte volte, persone che assumono diversi farmaci contemporaneamente, non sospettano che potrebbero assumere vari grammi di lattosio al giorno e che in questo modo potrebbero peggiorare i loro sintomi gastrointestinali.

Pertanto, bisogna controllare sempre la composizione dei farmaci che si assumono per assicurarsi che essi non contengano lattosio. Se stai assumendo farmaci che contengono lattosio come eccipiente, e sei intollerante al lattosio, chiedi al tuo medico o farmacista di fiducia se esiste in mercato un'alternativa con lo stesso principio attivo senza però lattosio nella composizione.

Capitolo 12. Fruttosio

Il fruttosio è un monosaccaride, pertanto è uno zucchero semplice. Questo significa che non richiede alcuna digestione enzimatica come nel caso del lattosio (disaccaride). **Il problema legato al fruttosio riguarda la limitata capacità di assorbimento intestinale che ne possiedono gli essere umani.**

Infatti, il fruttosio non è assorbito efficientemente attraverso le pareti intestinali e tende quindi a rimanere all'interno dell'intestino. Una volta arrivato all'intestino crasso, è fermentato dai batteri presenti dando come risultato i sintomi tipici della Sindrome dell'Intestino Irritabile. Ogni soggetto è diverso, e la quantità di fruttosio che l'intestino è capace di gestire varia tra diversi individui. Questo porta ad una maggiore o minore capacità di tollerabilità del consumo di alimenti ricchi di questo FODMAP, presente nella frutta, nelle verdure e come dolcificante in caramelle, yogurt e medicinali.

Intolleranza o malassorbimento

Esiste un modo diverso di definire l'intolleranza al fruttosio che è malassorbimento di fruttosio. Questi termini medici sono equipollenti per descrivere l'insieme di sintomi derivati da una ridotta capacità di assorbimento di questo carboidrato FODMAP.

Pertanto, **quando parliamo d'intolleranza e malassorbimento di fruttosio stiamo parlando della stessa cosa**, se ci pensate un attimo, è il malassorbimento di questo zucchero semplice che provoca l'intolleranza (manifestazione dei sintomi) negli esseri umani.

Intolleranza al fruttosio primaria e secondaria

Esistono due tipi d'intolleranza al fruttosio, primaria e secondaria.

L'intolleranza al fruttosio primaria è anche chiamata intolleranza ereditaria al fruttosio (IEF in italiano o IHF, in inglese) ed ha un'origine genetica. L'IEF nei neonati è diagnosticata solo nel momento in cui vengono consumati cibi solidi che contengono anche minime quantità di fruttosio.

L'IEF è causata dalla mancanza dell'enzima aldolasi B che impedisce il metabolismo di questo zucchero semplice presente naturalmente nelle verdure ed ortaggi. I soggetti con IEF non dovrebbero consumare quantità di fruttosio poiché potrebbero soffrire di forti disagi come convulsioni e danni al fegato o alla milza.

In questo libro tratteremo tuttavia, l'intolleranza al fruttosio secondaria, anche chiamata malassorbimento di fruttosio. Nell'intolleranza secondaria al fruttosio, le cellule della parete intestinale, deputate all'assorbimento del fruttosio, non esplicano in maniera efficiente la loro funzione e pertanto, il fruttosio assunto non è assorbito attraverso l'intestino tenue, raggiungendo l'intestino crasso dove viene fermentato dai batteri intestinali dando luogo alla formazione di grandi quantità di gas, che è la causa dei disturbi intestinali di molti pazienti.

Tipi di assorbimento intestinale di fruttosio

In generale, a livello intestinale occorrono due tipi di assorbimento di fruttosio. Il primo tipo è passivo e molto limitato. In questo modo alcune molecole di fruttosio si diffondono passivamente all'interno delle cellule della parete intestinale. La quantità di fruttosio così assorbita è molto limitata, dovuto alla natura di questo tipo di trasporto.

Il secondo tipo di trasporto è chiamato co-trasporto, poiché si tratta di un trasporto o assorbimento che coinvolge una molecola di glucosio ed allo stesso tempo una molecola di fruttosio. Questo trasporto è più efficiente, tuttavia avviene solo in presenza di una molecola di glucosio per ogni molecola di fruttosio. Questa è la base scientifica, per cui alcuni alimenti che contengono quantità uguali di fruttosio e glucosio (lo zucchero ad esempio), provochino raramente problemi gastrointestinali. In questi casi, ogni molecola di fruttosio è assorbita insieme ad una molecola di glucosio e questo fa sì che non rimanga fruttosio non assorbito all'interno dell'intestino e pertanto non si scatenino i sintomi gastrointestinali.

Nel caso dell´intolleranza secondaria al fruttosio i problemi si presentano quando gli alimenti contengono fruttosio in eccesso perché, se il cibo ha una percentuale uguale di fruttosio e glucosio, l'assorbimento di fruttosio avviene quasi senza problemi.

Ma cosa si intende per Fruttosio in eccesso? Un alimento contiene fruttosio in eccesso se possiede una quantità di fruttosio maggiore di 0,2g della quantità di glucosio contenuta.

Vediamo due esempi per comprendere meglio il concetto di fruttosio in eccesso:

	Fruttosio per 100g	Glucosio per 100g	Fruttosio in eccesso	Risultato
Miele	40 gr	30 gr	10 gr	Problema
Kiwi	4 gr	4 gr	0 gr	Ok

Recenti ricerche suggeriscono che combinare l´assunzione di alimenti contenenti un eccesso di fruttosio alle proteine, sembra provocare un problema minore in quanto, **la presenza degli aminoacidi derivanti dalla digestione delle proteine rende più facile l'assorbimento di fruttosio.**

Tuttavia, ai soggetti affetti da SII o sensibili al fruttosio, si raccomanda di consumare piccole porzioni di fruttosio per pasto, per non superare la capacità di assorbimento specifica dell'individuo ed incrementare poco a poco le quantità assunte, valutando la possibile comparsa di disagi intestinali.

Fonti naturali di fruttosio

Il fruttosio è presente naturalmente in alcuni tipi di frutta e verdura. Gli alimenti che contengono fruttosio, e che possono provocare maggiori problemi gastrointestinali, sono quelli che hanno un'elevata percentuale di fruttosio rispetto al glucosio, poiché, come abbiamo visto, la presenza di glucosio favorisce l'assorbimento di fruttosio e aiuta ad evitare gli effetti indesiderati del malassorbimento di questo zucchero FODMAP.

Come abbiamo appena visto gli esperti definiscono **"fruttosio in eccesso" una quantità maggiore di fruttosio di 0,2 gr rispetto la quantità di glucosio**. Esempi di frutta contenenti un eccesso di fruttosio sono le mele, le pere e le angurie. Alcuni esempi di verdure ad alto contenuto in fruttosio sono gli asparagi e alcuni tipi di piselli.

Altre fonti di fruttosio

Una delle fonti di fruttosio più diffusa e meno conosciuta nella dieta è lo **sciroppo di mais ad alto contenuto in fruttosio** (HFCS in inglese), utilizzato comunemente nell'industria alimentare come dolcificante e addensante in migliaia di prodotti preparati.

Questo sciroppo contiene un'alta quantità di fruttosio "libero" che come abbiamo visto è la causa dei problemi per le persone che presentano difficoltà a tollerare il fruttosio. La quantità di fruttosio in eccesso è alta rispetto al contenuto di glucosio (anche presente in questo sciroppo).

Esempi di prodotti realizzati con questo sciroppo sono salse preparate come la salsa barbecue, il ketchup, le bibite gassate zuccherate ed anche molti tipi di dolci industriali. Se si è sensibili al fruttosio, è di **massima importanza controllare le etichette di tutti gli alimenti preparati che si consumano** e ridurre il consumo di quelli che contengono come ingrediente lo sciroppo di mais ad alto contenuto in fruttosio.

Alcuni alimenti ad alto contenuto in fruttosio

Qui di seguito presentiamo una lista di alimenti ad elevato contenuto in fruttosio di cui, in caso di sintomi gastrointestinali dovuti a sensibilità a questo carboidrato FODMAP, bisognerebbe controllare l'assunzione:

- Miele
- Mango
- Mela
- Fichi
- Sciroppo di mais ad alto contenuto in fruttosio (come ingrediente in molti prodotti preparati)
- Vino bianco
- Rum

Capitolo 13. Fruttani

I **fruttani** sono dei FODMAPs che causano la maggior parte dei problemi ai soggetti che soffrono di SII poiché **sono presenti in una grande quantità di alimenti della nostra dieta**. Ad esempio, si possono trovare in tutti i prodotti a base di grano come: pane, pasta, cereali, pizza, ecc. Inoltre, i fruttani possono essere ritrovati in verdure come aglio e cipolla il cui utilizzo è ampiamente diffuso nella dieta mediterranea.

Recenti studi hanno dimostrato che l'ingestione limite di fruttani per le persone sensibili è di 0,2 - 0,3 grammi per pasto. Pertanto, se le persone intolleranti a questo gruppo di FODMAPs, superano questo limite d'assunzione, è probabile che si sviluppino sintomi come gonfiore, diarrea e produzione di gas in eccesso.

Fruttani, fruttosani o fruttooligosaccaridi (FOS) sono zuccheri a catena corta (oligosaccaridi), costituiti chimicamente da diverse molecole di fruttosio legate tra di loro ed una molecola di glucosio al termine di questa catena.

Poiché **gli esseri umani non presentano l'enzima necessario per digerire o rompere queste piccole catene**, i fruttani passano attraverso l'intestino tenue senza essere digeriti né assorbiti, viaggiano fino ad arrivare all'intestino crasso dove sono fermentati a causa dei batteri intestinali dando luogo ad una grande quantità di gas.

Non dimenticare che i FODMAPs sono anche **altamente osmotici**, e questo vuol dire che **la loro presenza nell' intestino promuove il passaggio di grandi quantitativi di acqua all' interno di esso**, producendo l'urgente necessità di andare in bagno e causando diarrea nella maggior parte dei casi o eventualmente stipsi a secondo della persona.

Fonti naturali di fruttani

I fruttani si trovano principalmente, in forma naturale, in cereali e verdure. Esempi classici di alimenti che contengono grandi quantità di fruttani sono le cipolle, l'aglio, i carciofi, il grano e tutti i prodotti a base di grano, farro, orzo e segale.

Possiamo trovare i fruttani anche in alcuni tipi di frutta secca come le nocciole e i pistacchi, ma in questo caso, consumandone quantità ridotte (a causa del loro elevato valore calorico), contribuiscono meno all'apporto totale dei fruttani come zuccheri FODMAPs nella dieta.

Quindi, **la più importante fonte di fruttani nella dieta è il grano ed altri cereali simili**, così come tutti i prodotti costituiti dalle farine di questi cereali. Per renderci conto di quanto i fruttani siano presenti nella nostra dieta, qui di seguito vi presentiamo una lista di alimenti e prodotti che contengono grandi quantità di questi carboidrati FODMAPs nella composizione:

- Grano
- Orzo
- Farro
- Segale
- Tutti prodotti fatti a base di farine di questi cereali:
  - ✓ Pane
  - ✓ Pasta
  - ✓ Biscotti
  - ✓ Torte e dolci in generale
  - ✓ Friselle
  - ✓ Taralli
  - ✓ Ecc

Come avete potuto notare, esistono una grande quantità di prodotti e alimenti che consumiamo con elevata frequenza nella nostra dieta contenenti una notevole quantità di fruttani. Infatti, si stima **che il 70% dei fruttani che consumiamo nella nostra dieta derivi dai cereali (grano, farro, orzo, e segale) e dai prodotti derivati da questi cereali**.

Ma non preoccupatevi, perché attraverso questo libro apprenderete quali sono gli alimenti che forniscono una maggiore quantità di fruttani, e come sostituire questi cereali e le farine da essi ottenute, con l'obiettivo di mantenere la vostra dieta variata, equilibrata ed inoltre arricchendola di nuovi cibi salutari.

Altre fonti di fruttani

Nel mondo di oggi, dove si assiste ad una grande reperibilità di prodotti trasformati e raffinati, che non esistevano sul mercato sino a pochi decenni, fa necessario prestare attenzione non solo alle fonti naturali di FODMAPs negli alimenti, ma anche ai prodotti preparati. **È importante controllare il più possibile le fonti di FODMAPs nella nostra dieta**, e per questa ragione, leggere attentamente le etichette dei prodotti che compriamo ci aiuterà enormemente.

Un fruttano di cui sicuramente avete sentito parlare è l'**inulina**. L'inulina è un fruttano, chiamato anche frutto-oligosaccarido (FOS) o fruttosano, che è estratto dalla radice di cicoria e si utilizza come additivo prebiotico in molte preparazioni come ad esempio cereali per la colazione, yogurt, ecc. Come sicuro saprete, i prebiotici sono molecole utilizzate come alimento per i batteri del nostro intestino, e sono aggiunti come ingrediente a molti alimenti già pronti, per promuovere il metabolismo dei batteri intestinali.

Questi alimenti ricevono il nome di **alimenti funzionali** giacché sono stati sviluppati per l´uomo con l´obiettivo di migliorare la salute dell'intestino.

Altri esempi di alimenti funzionali sono il latte e gli yogurt arricchiti di vitamina D, oppure prodotti a cui si aggiungono gli acidi grassi omega-3, ecc...

Infatti, i fruttani come l'inulina sono aggiunti a questi ed altri alimenti, per aumentarne le proprietà nutrizionali, perché sono considerati fibra, che apporta benefici alla salute dell'organismo (molti dei benefici di cui si parla vengono ottenuti in seguito alla fermentazione da parte dei batteri intestinali).

Il punto è che, **nei soggetti sensibili ai fruttani, il consumo d'inulina può far più male che bene poiché si possono scatenare dolorosi sintomi come gonfiore addominale, meteorismo, diarrea, ecc.**

Come abbiamo visto in precedenza è necessario fare attenzione e leggere sempre le etichette per essere consapevoli degli ingredienti che assumiamo attraverso l'alimentazione, e che possono avere un ruolo molto importante nel controllare i sintomi tipici della SII.

Alternative al frumento, orzo o farro

Esiste una grande quantità di alimenti che non contengono fruttani che possono essere utilizzati come alternativa nutrizionale al grano, orzo e altri cereali.

Due elementi sostitutivi all'utilizzo di cereali, utilizzati già da molto tempo, sono il riso e il mais, molto conosciuti dai celiaci, che non possono assumere i tipici cereali (grano, orzo, farro e segale) di cui parlavamo prima, a causa del contenuto in glutine.

Ad oggi esistono molte altre possibilità, con le rispettive farine (aldilà di riso, mais o patate) che non contengono glutine (anche indicate per i celiaci), e che contenendo minime quantità di fruttani, sono indicate per le persone sensibili a questo gruppo di carboidrati FODMAPs. Queste alternative, comparse da pochi anni sul mercato alimentare italiano, sono i cosiddetti **pseudocereali**.

Il termine pseudocereale è usato erroneamente se riferiamo all'origine etimologico della parola "cereale", poiché cereale non è un termine botanico, come molti credono, ma letterario e storico che indica tutte le **«piante erbacee che producono frutti dai quali si ottengono farine per fare pane e altri alimenti»**.

Il termine cereale comprende perciò tutte le piante i cui frutti o semi, ricchi di amido sono usati dall'uomo per ricavarne polente, farine, minestre, pane, paste da cuocere ed altri prodotti amidacei.

Comunque quello che ci interessa qui è che, questi così chiamati pseudocereali sono un'alternativa eccellente ai cereali tipici per due motivi:

✓ Contengono quantità minime di fruttani (adatti alle persone sensibili ai FODMAPs).

✓ Non contengono glutine (adatti ai celiaci).

Alcuni esempi di "nuovi" (nella nostra cultura) cereali rispetto ai cereali tradizionalmente usati sono:

- Grano saraceno
- Miglio
- Quinoa
- Sorgo
- Amaranto
- Grano Teff
- Canapa

Pertanto abbiamo tutte le possibilità per sostituire le tipiche farine di grano e altri cereali tradizionali, continuando a mangiare la torta o il pane fatto in casa, con il grande vantaggio di poter usare tutte queste nuove farine che ci permetteranno di non soffrire di sintomi gastrointestinali a causa dei fruttani.

Alcuni alimenti ad alto contenuto di fruttani (FOS)

Qui di seguito troverete alcuni alimenti di cui, bisognerà controllarne l'assunzione per non provocare i sintomi gastrointestinali dovuti all'ingestione di elevati quantitativi di carboidrati FODMAPs tipo fruttani:

- Aglio
- Carciofi
- Cipolle
- Scalogno
- Sedano
- Fagioli
- Pistacchi
- Anacardi
- Radice di cicoria
- Tutti i prodotti a base di grano, orzo, farro e segale

Capitolo 14. Galattani

I galattani sono i carboidrati FODMAPs costituiti da catene corte di dimensioni variabili che presentano come unità ripetuta il monosaccaride **galattosio**. La ragione per la quale i galattani possono causare disagi intestinali nelle persone che soffrono di SII, e in quelle sensibili a questi zuccheri FODMAPs, è la stessa che nel caso di fruttani. I galattani non possono essere digeriti nel piccolo intestino dagli esseri umani poiché non possediamo gli enzimi necessari per la digestione nelle sue unità di base, galattosio.

A causa di questo, i galattani non possono essere digeriti né assorbiti e raggiungono l'intestino crasso, dove provocano i loro effetti di fermentazione esplosiva e squilibrio osmotico, che abbiamo visto in diverse occasioni e sono alla base dei problemi causati da tutti i carboidrati FODMAPs in generale.

Chi non ha mai provato un'eccessiva produzione di gas dopo aver mangiato un piatto di lenticchie o fagioli?

Chi non ha mai sentito la filastrocca che i legumi sono i frutti musicali a causa dell'elevata produzione di gas nell'intestino?

Dietro questi esempi di cultura e saggezza popolare stanno i galattani. I galattani si trovano in grandi quantità nei legumi e per questo, quando raggiungono l'intestino crasso senza essere digeriti (poiché non possediamo gli enzimi necessari per digerirli), si produce una grande quantità di gas come risultato dei processi fermentativi che realizzano i batteri (a partire da questi galattani utilizzati come substrato).

Questo, come abbiamo visto in precedenza con l'esempio dei prebiotici, è un processo naturale che produce una grande quantità di sostanze essenziali per il nostro organismo quali gli acidi grassi a catena corta (SCFA), ed è quindi positivo per il nostro organismo perché fornisce nutrienti essenziali per l'essere umano.

Il problema si presenta in individui che sono sensibili, come nel caso dei pazienti che soffrono della Sindrome dell'Intestino Irritabile (SII). Una fermentazione veloce dei galattani risulta in una produzione eccessiva di gas e distensione intestinale, che provoca sensazioni davvero dolorose come molti soggetti riportano. Alcune persone che vengono nel nostro studio ci riferiscono che questi dolori sono a volte così intensi che l'unica cosa che possono fare è rimanere a letto con una bottiglia di acqua calda sulla pancia e a volte sono impossibilitati ad andare a lavoro!

È necessario pertanto, valutare la quantità di galattani che consumiamo, come con tutti gli altri FODMAPs presenti nella nostra dieta. Dobbiamo imparare a comprendere quali sono le quantità che possiamo tollerare, senza scatenare i tipici sintomi gastrointestinali, mantenendo un equilibrio tra il non star male, e seguire allo stesso tempo una dieta sana, variata e bilanciata.

Ad esempio, se mangiare un piatto di legumi, ci provoca sempre gonfiore addominale insopportabile e doloroso, non è necessario eliminare completamente e per sempre i legumi dalla nostra dieta, poiché sono alimenti che apportano molti nutrienti importanti. Possiamo quindi iniziare ad aggiungere una manciata di legumi (20 g), in un'insalata priva di altre fonti di FODMAPs. Se questa quantità non ci provoca problemi, il che è molto probabile, possiamo incrementare lentamente le quantità un altro giorno per valutare la quantità totale che possiamo tollerare. In questo modo continueremo ad assumere i nutrienti contenuti nei legumi senza però soffrire di gonfiore o altri sintomi intestinali.

Fonti naturali di galattani

Qui di seguito vi presentiamo una serie di alimenti che contengono elevate quantità di galattani, e che pertanto dobbiamo controllarne l'assunzione per non peggiorare i sintomi:

- Fagioli
- Fagioli di Lima
- Lenticchie
- Ceci
- Piselli
- Soia
- Caffè

Capitolo 15. Polioli

I **Polioli**, detti anche zuccheri alcolici (poiché nella loro struttura chimica contengono zuccheri e gruppi funzionali alcool), formano un gruppo a sé all'interno dei FODMAPs.

Nel caso dei polioli parliamo principalmente di problemi di assorbimento, poiché non possiedono catene che subiscono una digestione ma sono costituiti solo da molecole semplici (monosaccaridi). Questo caso è simile al fruttosio, già discusso in precedenza, per cui non si verifica un problema di digestione, bensì di assorbimento a causa della mancanza, negli esseri umani di trasportatori specifici per tali molecole, nelle cellule della parete intestinale che possano permettere un trasporto efficiente.

Pertanto siamo in grado di assorbire soltanto piccole quantità in maniera passiva, e per questo motivo un consumo eccessivo di polioli provoca i sintomi caratteristici della SII discussi in precedenza.

> **Tra l'altro, i polioli hanno la più elevata capacità osmotica di tutti i carboidrati FODMAPs, rendendoli noti per le loro capacità lassative se consumati in quantità incontrollate**.

Ad esempio le prugne sono frutti che contengono un'elevata quantità di sorbitolo e mannitolo, due polioli, e per questo motivo sono spesso utilizzate come lassativo.

Fonti naturali di polioli

I Polioli si trovano naturalmente in:

- Funghi
- Cavolfiore
- Prugne
- Mele, pere
- Avocado
- More
- Mais

Esempi ben noti di polioli comprendono **sorbitolo**, presente naturalmente in molti frutti, e dall'altra parte troviamo il **mannitolo,** presente nei funghi ad esempio.

Altre fonti di polioli

I Polioli sono anche presenti in molti prodotti preparati, a causa dell'ampio **uso che si fa nell'industria alimentare di questo FODMAP come dolcificante**. La maggior parte dei prodotti pubblicizzati con la dicitura "senza zucchero" contengono infatti alcuni di questi carboidrati FODMAPs nella loro composizione a causa del sapore dolce che conferiscono al prodotto finale, e tra i più diffusi troviamo il **sorbitolo ed il mannitolo**. É per il potere dolcificante, che i polioli si trovano spesso in prodotti come caramelle e gomme senza zucchero di tutti tipi.

Un'altra importante fonte di consumo di polioli FODMAPs, e che molte volte non viene presa in considerazione, sono i farmaci. Come nel caso del lattosio, i polioli, soprattutto sorbitolo e mannitolo, **sono presenti spesso nella composizione dei farmaci** dovuto al potere dolcificante volto a migliorare il sapore dei farmaci, favorendone il consumo. Ad esempio possiamo ritrovarli a causa delle loro proprietà come edulcoranti in molti tipi di farmaci come gli sciroppi per la tosse.

Nel caso delle persone sensibili a questi tipi di FODMAPs si raccomanda, di fare attenzione al consumo di gomme da masticare, caramelle e farmaci per mantenere i sintomi intestinali al livello minimo. Come negli altri casi, **è importante leggere attentamente le etichette di composizione dei prodotti "senza zucchero" e anche dei farmaci**. Come regola generale, **gli ingredienti che terminano in –ol**, molto probabilmente saranno polioli e, in questo caso, il loro consumo dovrebbe essere ridotto al minimo.

Se si è consapevoli che i polioli contribuiscano in maniera preponderante allo sviluppo dei sintomi dell'intestino irritabile, attraverso gli eventuali farmaci assunti, si può consultare il medico o farmacista di fiducia con l'obiettivo di identificare alternative prive di polioli nella composizione.

In ogni caso, è importante consultare il vostro medico riguardo ai farmaci da assumere e non smettete mai di prendere nessun farmaco prescritto senza averne prima discusso con un referente specializzato del campo medico.

Capitolo 16. Ma, io sono intollerante ai FODMAPs? La Fase di Eliminazione

Ora che abbiamo individuato quali sono i FODMAPs e come possono causare problemi gastrointestinali, è importante sapere se questo è il tuo caso.

Per comprendere se il consumo dei carboidrati FODMAPs nella tua dieta è la causa dei tuoi disagi intestinali come diarrea, gonfiore, dolore addominale, meteorismo, ecc... ti proponiamo un piccolo esperimento: la Fase di Eliminazione.

Questo esperimento ha come obiettivo identificare se i FODMAPs sono la causa dei tuoi sintomi, e per ottenere questa informazione, si deve seguire una Fase di Eliminazione di FODMAPs.

La Fase di Eliminazione dei FODMAPs, come indica il nome stesso, corrisponde a **un periodo di almeno 7 giorni, in cui non assumerai nessun alimento ricco in FODMAPs.** Se, a seguito di questa settimana di regime alimentare controllato, noti che i tuoi sintomi si sono ridotti sensibilmente**, la conclusione sarà che una parte importante dei tuoi problemi gastrointestinali sono provocati dai carboidrati FODMAPs**.

Non pensare che seguire questa fase sarà una cosa molto difficile perché ti aiuteremo, proponendoti degli alimenti che potrai mangiare durante questo periodo e che non contengano FODMAPs. Inoltre la dieta che ti proponiamo per questa settimana è stata studiata tale da essere equilibrata, variata e salutare per cui non avrai nessun problema nel seguirla.

Pertanto, prima di andare avanti, facciamo un riepilogo delle caratteristiche della Fase di Eliminazione dei FODMAPs:

✓ L'obiettivo di questa fase è comprendere se sei sensibile ai FODMAPs.

✓ Seguirai una dieta senza FODMAPs della durata di 7 giorni.

✓ La dieta è equilibrata, salutare e variata.

Se dopo questa settimana avverti che i tuoi sintomi sono migliorati, la conclusione sarà che sei intollerante ai FODMAPs. Questo **non significherà non assumere mai più alimenti che contengono FODMAPs, ma semplicemente porre più attenzione al consumo dei FODMAPs, in maniera responsabile ed organizzata.**

Come abbiamo visto, i FODMAPs sono contenuti in molti alimenti e prodotti che consumiamo, ed è importante che, durante la settimana della Fase di Eliminazione, non mangiate nulla che non sia indicato nella dieta di questa fase. Noi abbiamo studiato e disegnato la dieta della Fase di Eliminazione affinché il contenuto di FODMAPs sia pari a zero. Così, seguendo lo schema alimentare in maniera precisa, potrai comprendere se i FODMAPs sono il tuo problema.

IMPORTANTE:
Per favore, non consumare niente che non sia indicato nella Fase di Eliminazione, e ricorda che è soltanto per una settimana!
Questo sforzo di sette giorni, potrà migliorare notevolmente la tua vita riducendo i tuoi disagi gastrointestinali.

Prima di iniziare la Fase di Eliminazione prendi nota dei tuoi sintomi

Prima di iniziare la Fase di Eliminazione è importante che spendiate qualche minuto a pensare e scrivere i vostri sintomi.

Questo step è importante affinché, una volta finita la Fase di Eliminazione, possiate comparare direttamente i sintomi che accusavate prima e dopo l'eliminazione dei FODMAPs dalla vostra dieta. Pensate ai sintomi di cui spesso soffrite e descrivete come sono. Per aiutarvi potete seguire uno schema come questo:

> ✓ Tipo di sintomi.
>
> ✓ Frequenza dei sintomi.
>
> ✓ Come ti fanno sentire e come influenzano la tua vita quotidiana.

Qui di seguito vi presentiamo un esempio di come descrivere i vostri problemi, prima di iniziare la Fase di Eliminazione dei FODMAPs, estratto da un soggetto del nostro studio:

- *Due volte al giorno diarrea, per almeno tre giorni a settimana.*

- *Dolore addominale e stomaco gonfio quasi tutti giorni della settimana.*

- *Mercoledì la diarrea si è presentata inaspettatamente e con urgenza, non ho quasi avuto il tempo di arrivare al bagno.*

- *Il sabato a cena con gli amici ho avuto l'esigenza di correre in bagno quasi senza spiegare dove stessi andando e provando forte imbarazzo una volta tornato al tavolo.*

Colazione e Spuntini durante la Fase di Eliminazione

- Latte senza lattosio o di riso.

- Cereali per la colazione di mais, riso, amaranto, quinoa, grano saraceno, sorgo o miglio senza frutta, miele, latte o altri ingredienti ed edulcorati aggiunti.

- Cracker di mais, riso, amaranto, quinoa, grano saraceno, sorgo o miglio (soltanto con sale aggiunto).

- Pane di mais, riso, amaranto, quinoa, grano saraceno, sorgo o miglio.

- Popcorn.

- Fesa di tacchino, pollo o bresaola senza lattosio.

- Yogurt senza lattosio o di riso, dolcificato con zucchero e senza frutta né prebiotici aggiunti.

  Nota: Controllare che non contengano polioli (sorbitolo, mannitolo, ecc) tra gli ingredienti, né inulina (fruttano).

- Frutta a basso contenuto in FODMAPs: kiwi, lampone, frutta della passione, mandarini, clementine, arance, fragole, mirtilli, banana acerba, ananas, melone cantalupo, frutto del dragon, durio, uva, melone cinese, papaya, fico d'India.

  Nota: Questi frutti sono quelli che contengono una minore quantità di fruttosio ed altri FODMAPs tuttavia limitati a consumarne piccole quantità.

- Noci, noci di macadamia, pinoli, semi di zucca e girasole.

  Nota: Consumare massimo 10 grammi alla volta.

Pranzo e Cena durante la Fase di Eliminazione

- Carne: si può mangiare qualsiasi tipo di carne, purché non contenga FODMAPs. Ad es; pollo, tacchino, manzo, coniglio, maiale, ecc. (evitare le carni pronti ed impanate)

- Pesce e frutti di mare: come nel caso della carne si può mangiare qualsiasi tipo di pesce, crostacei e molluschi per l'assenza di FODMAPs in questi alimenti. Alcuni esempi: nasello, salmone, gamberetti, merluzzo, orata, ecc... (tuttavia se sei allergico a qualunque di questi alimenti, non consumarli!)

- Patate bollite o al forno, con la pelle (fonte di fibra assenti in FODMAP) e con sale.

- Polenta, riso, amaranto, quinoa, grano saraceno, miglio o sorgo come sostitutivi dei cereali tradizionali ed anche pasta e prodotti costituiti da farine di questi cereali.

  Nota: Controllate con attenzione le etichette di questi prodotti ed evitate quelli che contengono grano, farro, orzo e segale nella loro composizione.

- Uova

- Verdure a basso contenuto in FODMAPs: Melanzane, spinaci, germogli di soia, zucchine, peperoni, carote, cetrioli, lattuga, rapa, indivia, bietole, ravanelli, pomodori, alghe (nori), rucola, songino (valeriana locusta).

Affinché possiate seguire la Fase di Eliminazione senza problemi, avrete la possibilità di scegliere tra diverse opzioni per ogni pasto, tutte con una quantità praticamente zero di FODMAPs, dalla colazione alla cena. Vi consigliamo di non ripetere gli stessi pasti tutti giorni e variare il più possibile tra le diverse scelte che vi offriamo, così non troverete monotona questa Fase di Eliminazione.

È altamente consigliato preparare il cibo a casa durante i giorni della Fase di Eliminazione, così da controllare al 100% la composizione di tutto ciò che mangerete e la probabilità di assumere carboidrati FODMAPs senza rendervi conto, sarà limitata.

Riducete al minimo il consumo di prodotti industriali preparati, per la stessa ragione, e se dovete consumare alcuni, **controllate attentamente le etichette ed evitate la presenza di ingredienti FODMAPs come quelli che vi riportiamo nella seguente lista**:

✓ Grano, segale, orzo, kamut e farro.

✓ Estratto di radice di cicoria o altri prebiotici come inulina.

✓ Fruttooligosaccaridi / FOS.

✓ Fruttosio, fruttosio cristallino, sciroppo di mais ad alto fruttosio.

✓ Sorbitolo, mannitolo, isomalto, xilitolo, maltitolo, lactinol.

✓ Polidestrosio, idrolizzato di amido idrogenato.

✓ Melassa.

✓ Succo di frutta concentrato.

D'altra parte, a volte, ci sono alcuni ingredienti che potranno farvi dubitare della possibilità di consumarli durante la Fase di Eliminazione. Il seguente elenco contiene altri ingredienti consentiti a causa dell´assenza o basso contenuto in carboidrati FODMAPs:

- Amido o amido di mais

- Amido modificato

- Amido resistente

- Amido di frumento

- Maltodestrina

- Carragenina

- Gomma guar

- Xantano

Risultati Fase di Eliminazione

Una volta completata la Fase di Eliminazione vi dovete sedere e descrivere quali sono stati i vostri sintomi durante questi 7 giorni. Le domande a cui rispondere sono:

✓   Ho avuto dei sintomi?

✓   Che tipi di sintomi?

✓   Quante volte?

✓   Con che intensità?

A continuazione vi mostriamo i sintomi descritti dallo stesso soggetto, di cui sopra, in seguito alla fase di eliminazione.

-   *Dopo quattro giorni di Fase di Eliminazione il gonfiore si è ridotto notevolmente e non ho sofferto di dolori addominali.*

-   *La diarrea è praticamente scomparsa ed è comparsa solo un giorno durante la Fase di Eliminazione. Credo di aver avuto diarrea perché il giorno prima non ho seguito la dieta di eliminazione e ho mangiato due fette di pane integrale a cena.*

Dopo aver descritto i sintomi durante questa settimana di dieta senza carboidrati FODMAPs, è il momento di tornare a ciò che avete descritto prima di iniziare questa fase e confrontare i sintomi pre- e post-Fase di Eliminazione.

È molto importante descrivere i sintomi prima e dopo la Fase di Eliminazione per poter analizzare obiettivamente i cambiamenti avvenuti durante questa fase e successivamente.

È facile dimenticare quanto siamo stati male prima della Fase di Eliminazione quando ci sentiamo meglio e quindi descrivere i sintomi, prima e dopo questa fase, vi aiuterà a non dimenticare e poter confrontare in modo efficiente, se la eliminazione temporanea degli zuccheri FODMAPs è stata efficace e se sono migliorati i vostri sintomi gastrointestinali.

E se i miei sintomi non sono cambiati dopo la Fase di Eliminazione?

Può accadere che, dopo la Fase di Eliminazione, vi rendiate conto che i sintomi non siano cambiati. La diarrea, il gonfiore addominale, la flatulenza e il meteorismo persistono con la stessa intensità e frequenza di quando mangiavate una dieta ricca in alimenti che contengono FODMAPs.

Se questo è l'esito, **e avete seguito la Fase di Eliminazione nel dettaglio come indicata, senza consumare alcun cibo estraneo a quelli proposti da noi per colazione, spuntini, pranzo e cena**, la conclusione è che non sono i FODMAPs la causa dei vostri sintomi. Questa è una buona notizia poiché avrai escluso la possibilità che i FODMAPs siano la causa dei tuoi sintomi e quindi potrai continuare a consumare gli alimenti che contengono questi carboidrati, in tranquillità.

A questo punto sarebbe utile parlare con il vostro medico o nutrizionista di fiducia per discutere i seguenti passi da seguire e commentare il risultato che hai ottenuto in seguito all'eliminazione dei FODMAPs dalla vostra dieta. D'altra parte, se i sintomi non sono migliorati, e non sei sicuro di aver seguito con precisione la lista degli alimenti permessi durante questa fase (perché hai dovuto mangiare fuori casa spesso, perché hai consumato prodotti preparati di cui non conosci con esattezza la composizione, ecc...) ti consigliamo di continuare la Fase di Eliminazione per un'altra settimana, ponendo più attenzione a consumare i cibi da noi proposti, che non contengano FODMAPs.

Solo in questo modo potrai ottenere una risposta sicura al 100% se i carboidrati a catena corta FODMAPs sono la causa dei tuoi disagi intestinali.

I miei sintomi sono migliorati con la Fase di Eliminazione, ora cosa faccio?

Se la conclusione dopo la Fase di Eliminazione è che **i tuoi sintomi sono migliorati** dopo aver seguito per una settimana una dieta senza alimenti che contengano FODMAPs, ti porrai diverse domande come:

✓ Devo eliminare i FODMAPs per sempre?

✓ Devo eliminare tutti gli alimenti FODMAPs dalla mia dieta?

✓ Sono più intollerante ad un particolare gruppo di FODMAPs o a tutti nella stessa intensità?

La riposta alla prima domanda, se hai scoperto attraverso la Fase di Eliminazione che i FODMAPs contribuiscono ai tuoi sintomi gastrointestinali, è che **non devi eliminare per sempre gli alimenti** FODMAPs.

Come abbiamo già visto in precedenza, nel caso dei FODMAPs, non parliamo di un'allergia dove, sempre ed anche in piccole quantità, gli alimenti possono causare gravi danni alla salute alle persone sensibili a questi allergeni. In questo caso parliamo d'intolleranze alimentari dove la quantità, la presenza di altri cibi, ecc, sono fattori che determinano la comparsa dei sintomi o no.

Ovviamente non dovrai eliminare tutti i FODMAPs dalla tua dieta, ma farti aiutare da uno specialista nel campo dei FODMAPs ad identificare a quale categoria sei più sensibile.

Per rispondere alla seconda e terza domanda, ad esempio, se il lattosio è la causa principale dei tuoi problemi rispetto i galattani, dovresti ridurre al minimo l'introito di lattosio pero, potrai consumare quantità moderate di legumi (galattani) senza scatenare i sintomi. Come riconoscerli allora?

Per arrivare a una conclusione **dovrai fare un altro piccolo sforzo e sottoporti alla Fase delle Sfide.**

Capitolo 17. A quali FODMAPs sono più sensibile? La Fase delle Sfide

Una volta identificato, attraverso la Fase di Eliminazione, che i carboidrati FODMAPs sono la causa dei tuoi sintomi, sarebbe buona idea comprendere quale sia la reazione del tuo organismo ai diversi tipi di FODMAPs che esistono.

Solo in questo modo:

✓ Non dovrai ridurre o eliminare il consumo di alimenti che non sono la causa dei tuoi sintomi.

✓ Potrai organizzare al meglio tutto quello che mangi perché saprai quali sono i tuoi "punti deboli" tra i FODMAPs.

✓ Avrai una dieta variata tale da non provocare i sintomi.

In questa Fase delle Sfide, imparerai a conoscere a quali gruppi di FODMAPs sei più sensibile, e per arrivare a questa conclusione **dovrai consumare alimenti ricchi di FODMAPs però raggruppati per diversi categorie di carboidrati FODMAPs, che provocano la comparsa di alcuni sintomi.**

Per capire se sei intollerante ad un gruppo specifico di FODMAPs ti proporremo diverse sfide (una per ogni gruppo di FODMAPs) con le seguenti caratteristiche:

✓ L'obiettivo sarà provocare dei sintomi per comprendere se si è intollerante o meno ad uno specifico gruppo di FODMAPs.

✓ In ogni sfida consumerai alimenti ricchi di un tipo particolare di FODMAPs.

✓ Ogni sfida è divisa in due giorni, un giorno iniziale di sfida leggera ed un altro di sfida forte.

✓ Se compaiono i sintomi il primo giorno (sfida leggera), non dovrai andare avanti (a quel punto sarai già arrivato alla conclusione che sei intollerante a quel gruppo specifico di FODMAPs).

Noi ti guideremo nella fase delle sfide, con alimenti specifici da mangiare, per capire se sei intollerante ad un gruppo specifico di FODMAPs, a diversi o a tutti in generale. Acquisendo questa conoscenza potrai organizzare al meglio i tuoi pasti, ed anche in seguito alle sfide, potrai ridurre al minimo i sintomi gastrointestinali tipici della SII.

- **Nota 1:** Gli alimenti in grassetto sono quelli che contengono i FODMAPs necessari per realizzare la sfida.

- **Nota 2:** Gli alimenti che non contengono FODMAPs (non in grassetto) si possono consumare con moderazione tuttavia non è indicata una quantità specifica di assunzione.

- **Nota 3:** Il peso degli alimenti si riferisce agli stessi puliti, senza buccia e prima della cottura.

Per conoscere come organizzare e realizzare le sfide, come esempio, valutiamo nel dettaglio la sfida al lattosio.

<u>Menu Sfida Leggera Lattosio</u>

- ✓ Colazione: Cereali di mais, riso, quinoa, amaranto o grano saraceno senza frutta o miele + **200ml di yogurt naturale scremato** senza fruttosio o altri dolcificanti tipo sorbitolo, maltitolo o xilitolo

- ✓ Spuntino della mattina: Frutta senza FODMAPs (vedere frutta permessa nella Fase di Eliminazione).

- ✓ Pranzo: Riso + **100 g di fiocchi di latte, ricotta o mozzarella**

- ✓ Spuntino pomeridiano: Frutta senza FODMAPs (vedere frutta permessa nella Fase di Eliminazione).

- ✓ Cena: Fettine di pollo + insalata contenente lattuga, rucola, pomodoro + **gelato alla panna.**

Ricorda che stai consumando questi alimenti con l'obiettivo finale di riconoscere nello specifico il gruppo di alimenti che sono la causa dei tuoi sintomi.

Pertanto **sarà normale soffrire, eventualmente, di alcuni dei sintomi gastrointestinali durante queste sfide**. Nell'esempio della sfida al lattosio, di cui ci stiamo occupando, se dopo il primo giorno di sfida leggera avverti un disagio, non devi continuare con il secondo giorno di sfida.

Accusando dei dolori intestinali sarai arrivato alla conclusione che **il lattosio, e tutti gli alimenti che lo contengono, sono una causa importante dei tuoi problemi e dovrai ridurne il consumo. Potrai tuttavia farti guidare da uno specialista per conoscere quale sia la quantità di lattosio che il tuo organismo può tollerare**.

D'altra parte, se non ti sei sentito male, vuol dire che, non hai avuto dei sintomi gastrointestinali causati dagli alimenti consumati in questo primo giorno, oppure che non hai consumato sufficienti quantità di lattosio da scatenare i tuoi sintomi.

Infatti, nel primo giorno di sfida, le quantità di FODMAPs sono ridotte al minimo per evitare di soffrire di dolori troppo intensi.

Pertanto, **occorre realizzare un secondo giorno di sfida con quantità più elevate di lattosio, per arrivare ad una conclusione finale riguardante la tua eventuale intolleranza a questo zucchero FODMAP**. Poiché il primo giorno di sfida è leggero, è importante fare un secondo giorno di sfida, nel caso non si presentino sintomi durante il primo giorno.

Pertanto, tutte le sfide sono sempre volte ad aumentare il consumo di FODMAPs, infatti il secondo giorno (sfida forte) si seguirà solo nel caso in cui non si siano verificati sintomi durante il primo giorno (sfida leggera).

Ricorda che in grassetto sono indicati sempre gli alimenti contenenti FODMAPs nel piano alimentare di ogni sfida.

Menu Sfida Forte Lattosio

✓ Colazione: Cereali di mais, riso, quinoa, amaranto o grano saraceno senza frutta o miele + **200ml di latte intero di mucca.**

✓ Spuntino mattina: **150ml di yogurt naturale con siero di latte e edulcorato con zucchero** (senza dolcificanti tipo sorbitolo, maltitolo, xilitolo, ecc...).

✓ Pranzo: Polenta + **200g di fiocchi di latte, ricotta o mozzarella**.

✓ Spuntino pomeriggio: **3-5 Biscotti contenenti latte.**

✓ Cena: Gnocchi di patate con **80ml di panna** + **gelato con lattosio.**

È molto importante, come abbiamo visto nel caso della Fase di Eliminazione, non consumare cibi che non siano specificati perché **abbiamo bisogno di controllare meticolosamente il cibo ingerito durante la sfida, altrimenti non sarà possibile comprendere quali tipi di alimenti ci provocano i sintomi e quali invece tolleriamo.**

Una volta realizzato il secondo giorno di sfida, con quantità più elevate di FODMAPs, nello specifico il lattosio, si possono verificare due possibilità:

✓ **Nemmeno il secondo giorno di sfida ti sei sentita/o male**: questo vuol dire che molto probabilmente non sei intollerante al lattosio e che potrai consumare alimenti che contengono questo carboidrato FODMAP in quantità moderate.

✓ **Dopo il secondo giorno di sfida di lattosio hai accusato sintomi gastrointestinali** dovuti all'assunzione di alimenti ricchi di lattosio, e pertanto, dovrai controllare l'introito di questo zucchero FODMAP per ridurre al minimo i tuoi sintomi.

Una volta compreso il funzionamento delle sfide con l'esempio del lattosio, vi presentiamo, nelle pagine successive, i diversi menù giornalieri, per la sfida leggera e forte, del resto dei gruppi di FODMAPs. Questo vi servirà da guida per sperimentare il resto dei carboidrati FODMAPs, nello stesso modo utilizzato per il lattosio, con l'obiettivo di conoscere nello specifico quali sono i gruppi FODMAPs a cui siete più sensibili.

Menu Sfida Leggera Fruttosio

✓ Colazione: Latte o yogurt senza lattosio + Cereali di mais, riso, quinoa, amaranto o grano saraceno senza frutta o miele.

✓ Spuntino mattina: **100g di ciliegie + 1 banana molto matura.**

✓ Pranzo: Carne o pesce + insalata di lattuga con **100g di asparagi bianchi + 50 g di pomodori secchi +** **due mele verdi**

✓ Spuntino pomeriggio: Frutta senza FODMAPs (vedere frutta permessa nella Fase di Eliminazione).

✓ Cena: Quinoa, grano saraceno o amaranto + Verdure senza FODMAPs (vedere verdure permesse nella Fase di Eliminazione).

Menu Sfida Forte Fruttosio

✓ Colazione: Latte o yogurt senza lattosio con **2 cucchiai di miele + 200ml di succo d'arancia**

✓ Spuntino mattina: **200ml di succo di frutta di pera, mela o mango.**

✓ Pranzo: Carne o pesce + **50 g di pomodori secchi + 100g di piselli + 150g di asparagi verdi + 150ml di vino bianco**

✓ Spuntino pomeriggio: **200ml di succo di frutta di pera, mela, oppure mango.**

✓ Cena: Quinoa, grano saraceno o amaranto + **200g mango.**

Menu Sfida Leggera Fruttani

✓ Colazione: Latte o yogurt senza lattosio + **biscotti di grano (3-5 a seconda delle dimensioni)**.

✓ Spuntino mattina: Frutta senza FODMAPs (vedere frutta permessa nella Fase di Eliminazione).

✓ Pranzo: Carne o pesce + **1/2 cipolla, 2 spicchi d'aglio e 200g di cuori di carciofo**.

✓ Spuntino pomeriggio: **Due crackers a base di farina di grano, segale, orzo, o farro.**

✓ Cena: Carne o pesce + Verdure senza FODMAPs (vedere verdure permesse nella Fase di Eliminazione) + **Yogurt con inulina (prebiotico).**

Menu Sfida Forte Fruttani

✓ Colazione: Latte senza lattosio (125ml) + **120g di pane integrale di segale o grano** con olio o burro.

✓ Spuntino mattina: **Yogurt con inulina (prebiotico) + 70g cereali di grano, farro o segale.**

✓ Pranzo: **120g di cous-cous di grano o pasta di grano** + insalata di **barbabietola, cipolla, pistacchi o anacardi, avocado**, lattuga e pomodoro + **100g di pane integrale di grano**.

✓ Spuntino pomeriggio: **150ml Succo di pompelmo + Due cachi.**

✓ Cena: **Pizza** con pomodoro, mozzarella, **cipolla e cuori di carciofo**.

Menu Sfida Leggera Galattani

- ✓ Colazione: Latte o yogurt senza lattosio (125ml) + Cereali di mais, riso, quinoa, amaranto o grano saraceno senza frutta o miele.

- ✓ Spuntino mattina: Frutta senza FODMAPs (vedere frutta permessa nella Fase di Eliminazione).

- ✓ Pranzo: Carne o pesce + **Ceci (120gr pesati secchi).**

- ✓ Spuntino pomeriggio: **50g di Anacardi + 50g Mandorle.**

- ✓ Cena: Carne o pesce + Verdure senza FODMAPs (vedere verdure permesse nella Fase di Eliminazione).

Menu Sfida Forte Galattani

- ✓ Colazione: **200ml di latte di soia +** cereali di quinoa o grano saraceno **+ Caffè.**

- ✓ Spuntino mattina: **80g di pistacchi.**

- ✓ Pranzo: Carne o pesce + **140g (pesati secchi) di fagioli, fave o fagioli borlotti + Caffè.**

- ✓ Spuntino pomeriggio: **50g di anacardi + 50g mandorle.**

- ✓ Cena: Carne o pesce + **120g di lenticchie (pesati secchi).**

Menu Sfida Leggera Polioli

Nota: Consumare **4 caramelle senza zucchero** e dolcificate con Sorbitolo o Mannitolo, durante la giornata.

✓ Colazione: Latte o yogurt senza lattosio + Cereali di mais, riso, quinoa, amaranto o grano saraceno senza frutta o miele.

✓ Spuntino mattina: **100g di albicocche + 100g di litchi**

✓ Pranzo: Carne o pesce + insalata con **200g di avocado, 75 g di mais**, lattuga, pomodoro, olio, aceto e sale.

✓ Spuntino pomeriggio: Frutta senza FODMAPs (vedere frutta permessa nella Fase di Eliminazione).

✓ Cena: Carne o pesce + **200g (prima della cottura) di Funghi**

Menu Sfida Forte Polioli

Nota: Consumare **6 caramelle senza zucchero** ed edulcorate con sorbitolo o mannitolo, durante la giornata.

✓ Colazione: Latte o yogurt delattosato o di riso + Pane di mais, riso, quinoa, amaranto o grano saraceno con **30g marmellata di more.**

✓ Spuntino mattina: **100g di prugne secche**

✓ Pranzo: Carne o pesce + **200g di funghi + 150g Zucca gialla dolce**

✓ Spuntino pomeriggio: **100g di albicocche**

✓ Cena: **200g di cavolfiore + 100g di sedano + 250g di patata dolce.**

In seguito al risultato delle fasi delle sfide, come mi devo comportare?

Una volta realizzate tutte le sfide, avrete acquisito una conoscenza di altissimo valore per la vostra vita quotidiana poiché, **avrete imparato a conoscere a quale gruppo o gruppi di carboidrati FODMAPs siete più sensibili e, pertanto su quali cibi porre attenzione nel momento della pianificazione dei vostri pasti**.

Come abbiamo già detto in precedenza, essere sensibile ad un tipo di FODMAP non vuol dire non mangiare più tutti gli alimenti che contengono questo tipo di FODMAP. Possiamo avere sempre in mente l'esempio, di cui parlavamo precedentemente, dei legumi. I legumi sono un tipo di alimenti ricchi di galattani. Quando consumiamo legumi i galattani, non digeriti né assorbiti, rimangono all'interno del nostro intestino e possono essere fermentati provocando una grande quantità di gas sbilanciando l'equilibrio dei fluidi e provocando diarrea o stipsi, a secondo del soggetto.

Se questo è il nostro caso, e abbiamo scoperto con la Sfida dei Galattani che siamo sensibili agli zuccheri FODMAPs del tipo galattani, questo non significa che non dovremo mangiare più i legumi nella nostra vita, che sono una fonte eccellente di carboidrati, fibra, proteine e vitamine. Quello che faremo, sarà semplicemente moderarne il consumo ed imparare a conoscere le quantità che possiamo tollerare in un pasto/giorno.

Come abbiamo spiegato in precedenza la strategia corretta da seguire sarebbe iniziare ad assaggiare piccole quantità e valutare la risposta del nostro intestino.

Un modo per fare questo, invece di mangiare il solito piatto di legumi che potrebbe significare una bomba per il nostro intestino, sarebbe introdurre un piccolo quantitativo di legumi (20g), ad esempio in una insalata, e valutare se questa quantità ci provoca dei disagi intestinali.

Se osserviamo che il nostro corpo risponde bene a questa piccola quantità e non causa nessun sintomo intestinale, potremo continuare così, aggiungendo strategicamente piccoli quantitativi di legumi per pasto o incluso potremo provare, dopo due-tre giorni, ad aumentare leggermente la quantità a 30g.

L'esempio, qui riportato dei legumi illustra come affrontare le re-introduzioni dei FODMAPs nella dieta una volta valutata la sensibilità.

Quindi, riepilogando:

> ✓ **Essere sensibili ad un tipo di FODMAP non vuol dire non mangiare nessun alimento che contiene questo FODMAP.**
>
> ✓ **Per conoscere la quantità da poter assumere, inizieremo a consumare sempre piccole quantità dell'alimento interessato.**
>
> ✓ **Abbineremo queste piccole quantità ad altri alimenti a basso contenuto in FODMAPs, ad es. carne, pesce, uova, verdure e frutta a basso contenuto in FODMAPs.**
>
> ✓ **Incrementeremo queste piccole quantità iniziali in maniera consapevole ed organizzata in assenza di sintomi.**

Capitolo 18. Liste di alimenti ricchi di FODMAPs

Qui, di seguito, riportiamo le liste di alimenti ricchi in FODMAPs, raggruppati per tipo di FODMAP. Ricorda che non devi eliminare tutti questi alimenti, se hai scoperto attraverso le sfide, di essere sensibile ad un gruppo o a diversi gruppi di FODMAPs. Semplicemente scegli con cautela questi alimenti e prova inizialmente ad assaggiare piccole quantità e valuta come reagisce il tuo intestino.

Gli elenchi qui riportati sono aggiornati, agli ultimi dati scientifici pubblicati al momento dell'uscita di questo libro. Ciò non significa che queste liste si evolveranno con i nuovi dati scientifici che saranno pubblicati nei prossimi anni, ma è un ottimo punto di partenza per capire quali alimenti contengono i carboidrati FODMAPs.

Alimenti e prodotti che contengono Lattosio

- Latte (mucca, capra, pecora)

- Latte evaporato o condensato

- Yogurt (siero di latte)

- Yogurt greco, naturale o addolcito con zucchero

- Ricotta, fiocchi di latte e formaggi freschi in generale

- Kefir

- Dolci, biscotti, torte

- Gelati

- Conservanti

- Farmaci

Alimenti e prodotti che contengono Fruttosio

- Prodotti con fruttosio o fruttosio cristallino come dolcificante.

- Prodotti con sciroppo di mais ad alto contenuto in fruttosio come ingrediente (HFCS in inglese):
  - Bevande gassate in generale
  - Sciroppo di agave
  - Salsa barbecue e ketchup
  - Sciroppo per pancake
  - Marmellata o gelatina
  - Molti altri: Controllare sempre le etichette

- Succhi di frutta e concentrati di succo di frutta

- Purea di frutta, frutta disidratata (prugne, uve, mirtilli)

- Mango

- Pere

- Mele

- Pesche

- Anguria (contiene anche fruttani e polioli)

- Sidro di mele

- Composta di mele

- Asparagi

- Carciofi (contiene anche fruttani)

- Piselli mangiatutto

- Pomodori secchi

- Melassa

- Miele

Alimenti e prodotti che contengono Fruttani

- Cereali: Grano, farro, orzo e segale

- Prodotti contenenti farine dei cereali sopra citati (pane, pasta, friselle, taralli, dolci, fette biscottate, ecc.)

- Prodotti con inulina come prebiotico (fruttano) o con estratto di radice di cicoria (fonte d'inulina).

- Cereali per la colazione di grano, farro, orzo e segale

- Cous-cous di cereali

- Gnocchi di cereali

- Cipolla, cipolla in polvere

- Aglio, aglio in polvere

- Carciofi, cuori di carciofo (contengono anche fruttosio)

- Scalogno

- Erba cipollina (parte verde)

- Cavolo cappuccio

- Barbabietola

- Anacardi, pistacchi, nocciole (contengono anche galattani)

Alimenti che contengono Galattani

- Piselli secchi

- Fagioli secchi o in barattolo*

- Ceci o hummus

- Lenticchie

- Fagioli di lima o burro a base di questi fagioli

- Tutti legumi in generale

- Mandorle, pistacchi, nocciole e anacardi (contengono anche fruttani)

- Latte di soia (se fatto da grani di soia interi)

- Hamburger vegetali di soia

- Semi di girasole

- Caffè

  *Scartare sempre il brodo contenuto nei legumi in barattolo poiché potrebbe contenere alte quantità di FODMAPs.

Alimenti e prodotti che contengono Polioli

- Caramelle e gomme da masticare di tutti tipi senza zucchero e dolcificate con: maltitolo, sorbitolo, isomalto, lattitolo, mannitolo, xilitolo, polidestrosio o idrogenati idrolizzato di amido.

- Prugne

- Succo di prugna

- Fichi freschi e secchi

- More

- Datteri

- Ciliege

- Nettarine

- Albicocche

- Funghi

- Cavolfiore

- Zucca gialla dolce

- Avocado

- Mais dolce, fresco o in scatola

Capitolo 19. Strategie per il consumo di alimenti contenenti FODMAPs

Se un alimento contiene FODMAPs, come ben saprete dopo aver letto questo libro, non significa necessariamente rimuoverlo completamente dalla vostra dieta. Questo si deve fare solo, in maniera temporanea, durante la Fase di Eliminazione, al fine di conoscere se sono i FODMAPs la causa dei vostri problemi gastrointestinali.

In questa sezione vi daremo alcuni consigli per farvi assaporare alcuni alimenti contenenti FODMAPs senza dover pagare il caro prezzo di sentirvi male.

Aglio e cipolla

Come abbiamo visto nella lista dei cibi che presentano alti quantitativi di FODMAPs, i fruttani sono contenuti in aglio e cipolla. Nella nostra dieta mediterranea l'aglio e la cipolla sono utilizzati con grande frequenza ed è per questa ragione che vi proponiamo un trucco per includerli nei vostri piatti senza soffrire dei tipici problemi gastrointestinali. D'altra parte il sapore che aggiungono, ai nostri piatti è molto speciale e potrebbe essere difficile rinunciarci.

Allora, quando volete aggiungere un po' di sapore di aglio o cipolla ad uno dei vostri piatti preferiti, soffriggete in olio la cipolla o l'aglio però una volta dorati, scartate i pezzi. In questa maniera l'olio rimane impregnato del sapore però non passeranno i FODMAPs e non vi sentirete male. **Questo è dovuto alla solubilità dei FODMAPs in acqua e non in olio**, quindi quando soffriggiamo, i FODMAPs rimangono all'interno dell'aglio e della cipolla e non passano nell'olio perché non sono solubili in esso.

Il caso è completamente diverso se prepariamo un brodo con aglio e cipolla. In questo caso, poiché i FODMAPs sono solubili in acqua, il brodo conterrà un alto contenuto di fruttani (FODMAPs) provenienti dall'aglio e/o dalla cipolla e sarà un brodo non adatto alle persone sensibili a questi tipi di zuccheri FODMAPs.

Come sostituire grano, orzo, farro e segale

A priori può sembrare difficile ridurre il consumo di cereali come grano, orzo, farro o segale nella nostra dieta poiché, i prodotti costituiti con farine di questi cereali, sono abbondanti e presenti negli alimenti che consumiamo nella nostra dieta mediterranea.

Questo in realtà è cambiato negli ultimi anni, e ad oggi, esistono molte alternative ai cereali "tradizionali" anche erroneamente chiamati pseudocereali. Questi cereali alternativi sono presenti nel mercato come grani, farine e anche in prodotti preparati come pasta, pane, ecc.

Alcuni esempi sono:

- Quinoa
- Grano saraceno
- Amaranto
- Grano Teff
- Miglio
- Sorgo

Altri possibili sostituti dei cereali FODMAPs, molto più conosciuti sono il riso e il mais. Così queste alternative che abbiamo appena citato sono indicate tanto per le persone sensibili ai FODMAPs del tipo fruttani, come per coloro che risultano intolleranti al glutine (celiaci o con sensibilità al glutine non celiaca).

Yogurt fatto in casa

Se siete come noi, desiderosi di yogurt, ma avete paura che il lattosio possa sconvolgere il vostro intestino, gli yogurt industriali non fanno al caso vostro poiché presentano un elevato contenuto in lattosio per due motivi principali:

- Non sono fermentati sufficientemente a lungo.
- Contengono siero di latte per migliorare le proprietà organolettiche.

Quindi il nostro suggerimento è di preparare lo yogurt in casa. Su internet ci sono migliaia di ricette per farlo, con e senza la yogurtiera. Preparare il vostro yogurt vi farà essere certi che questo non contenga siero di latte, concentrato di siero del latte o latte in polvere, spesso aggiunti per migliorare il sapore. Inoltre controllando i tempi di preparazione potrete allungare la fermentazione, in maniera tale che tutto il lattosio sarà consumato dai batteri che attuano il processo fermentativo, ed il risultato sarà un delizioso yogurt che non vi darà problemi intestinali.

Mangiare fuori casa

Sicuramente l'appuntamento settimanale fisso è per quasi tutti la pizza il sabato, sia a casa che fuori, con la famiglia o con gli amici. Come sappiamo la pizza può essere una fonte di FODMAPs (grano, lattosio, alcune verdure, ecc.) d'altra parte è difficile rinunciare ad un piacere tutto italiano.

Come abbiamo già visto spesso i problemi intestinali causati dai FODMAPs sono dipendenti dalle quantità, e quindi la pizza potrebbe essere la "goccia che fa traboccare il vaso".

Ad esempio, se pranziamo con pasta, carciofi e cipolle e mangiamo la pizza a cena, il nostro intestino sarà saturo di FODMAPs e molto probabilmente ci sentiremo male.

E allora niente di più facile, organizziamoci!

Sapendo di dover cenare con la pizza evitiamo di consumare tutti i cibi contenenti FODMAPs durante il giorno. Il vostro pranzo, in questo caso, dovrebbe essere pianificato in modo che l'introito di FODMAPs sia il più basso possibile. Per esempio, quel giorno potreste mangiare a colazione fette biscottate di mais, grano saraceno (o qualunque altro tipo non contenente fruttani) con latte di riso.

Per il pranzo sarebbe indicata carne o pesce con insalata (a contenuto zero di FODMAPs). In questo modo, quando arriverà la sera e mangerete la pizza, il vostro intestino non sarà saturo di carboidrati FODMAPs e sarà meno probabile che, la digestione della pizza, vi causi problemi.

Un'altra possibilità sarebbe quella di trovare ristoranti/pizzerie dove vengono utilizzate le farine di cui abbiamo parlato in precedenza, non contenenti FODMAPs, per la pizza.

In conclusione, è possibile organizzare i pasti per ridurre al minimo la comparsa di sintomi gastrointestinali. Per farlo, bisogna solo sapere:

✓ **Come agiscono i FODMAPs all'interno del nostro organismo.**

✓ **A che gruppo o gruppi di FODMAPs il nostro intestino è più sensibile.**

✓ **In che alimenti sono contenuti in maggiore quantità gli zuccheri FODMAPs.**

Avete acquisito queste conoscenze leggendo questo libro ed è così che adesso siete in grado di poter controllare l'effetto che la vostra alimentazione può avere sulla salute del vostro intestino, in particolare, e del vostro organismo in generale.

Capitolo 20. Alcuni miti da sfatare

Viviamo nell'era delle informazioni condivise. Mai prima d'ora, abbiamo avuto così tante informazioni disponibili e di facile accesso. Tuttavia spesso non sappiamo quali criteri seguire per decidere se le informazioni sono corrette o no, se sono fondate sull'evidenza, rumori, miti o semplicemente l'opinione di una sola persona.

Una grande fonte d'informazioni veritiere ed attendibili sono gli studi scientifici e gli articoli pubblicati su riviste prestigiose scientifiche ed i loro risultati. Questi articoli sono caratterizzati dall'aver superato un comitato di persone esperte del tema, che giudicano la metodologia utilizzata per condurre lo studio e se i risultati pubblicati possono essere considerati come certi. È anche vero che non tutte le persone hanno studiato scienza in profondità o hanno lavorato nel campo della ricerca, e questi sono due requisiti necessari per accedere, comprendere e poter utilizzare le informazioni contenute in questi articoli, dovuto all'alto grado di specializzazione dei contenuti, dei termini usati, ecc.

Questo è il nostro lavoro, accedere a queste fonti e presentarvi i risultati scientifici più importanti ed aggiornati. Noi crediamo che sia un diritto importante di tutti i pazienti con SII ed un obbligo da parte nostra, come professionisti della nutrizione ed in ambito scientifico, presentarvi le ultime ricerche sull'alimentazione e la SII.

Di seguito vi proponiamo alcuni miti e leggende urbane legate al cibo e alla SII, sfatate dalle evidenze scientifiche più aggiornate.

Più fibra per favore... o no?!

A volte ci sorprendiamo di quello che vediamo scritto nei blogs o nei website su internet rispetto al ruolo della fibra nella SII. Anche i soggetti che arrivano nel nostro studio, dopo aver vagato senza successo attraverso un sacco di specialisti, ci raccontano di terapie alimentari a base di grandi quantità di fibra alle quali si sono sottoposti.

Le ultime ricerche mostrano proprio il contrario, **infatti solo il 9% delle persone, che seguono una dieta a base di fibra, migliorano i sintomi della SII.**

La fibra è un elemento essenziale nella nostra alimentazione, ha un ruolo sia nel transito sia nel metabolismo dei batteri intestinali. Questi batteri hanno bisogno di fibra come cibo per produrre sostanze benefiche all'organismo come acidi grassi a catena corta, nutrimento per le cellule della parete intestinale. Pertanto, l'assunzione di fibre è necessaria in tutti i tipi di alimentazione.

Tuttavia, nei soggetti che soffrono di SII ed in individui sensibili è proprio la fibra che può causare i sintomi tipici come nel caso dei FODMAPs. I FODMAPs sono piccole molecole che sono utilizzate dai batteri intestinali, la cui fermentazione può produrre una grande quantità di gas causando dolori addominali piuttosto forti nelle persone con SII.

La raccomandazione generale è usare integratori a base di fibre solo se necessario e, dove possibile, la fibra dovrà essere non fermentabile (cioè senza FODMAPs), anche se spesso non sarà facile reperirla.

Un esempio di fibra da utilizzare, se sei sensibile ai FODMAPs, sono gli integratori contenenti metilcellulosa, che possedendo un lento profilo di fermentazione, non contribuiscono ai sintomi della SII secondo vari studi scientifici pubblicati.

D'altra parte si possono trovare valide alternative di alimenti ricchi in fibra alimentare che non contengono FODMAPs, come riso integrale, crusca di riso o mais, polenta o farina d'avena, crusca di avena, patate con la pelle, frutta e verdura ammessi, ecc.

Ricordate sempre che il consumo medio giornaliero di fibre raccomandata è di 25-30g negli adulti. Superare questi valori di fibra può essere un onere inutile per il vostro intestino, con un'elevata probabilità che i sintomi della SII peggiorino ed inoltre una spesa inutile in integratori.

Per le persone che soffrono di SII, gli studi scientifici hanno dimostrato che il consumo eccessivo di fibre non migliora i tipici sintomi gastrointestinali, quali gonfiore addominale, dolore, diarrea o costipazione.

Se è necessario l'utilizzo d'integratori per la costipazione nelle persone con SII, si consiglia di utilizzare integratori con un profilo lento di fermentazione per mantenere al minimo i sintomi. Inoltre la fitoterapia potrà aiutarvi molto, ad esempio, potrete usufruire di tisane a base di malva, non contenente FODMAPs, e che varrebbe la pena provare prima di passare agli integratori.

In ogni caso, se avete dei dubbi al momento di assumere un supplemento di fibra, consultate il vostro medico o nutrizionista di fiducia e cercate, i supplementi non fermentabili o a basso profilo di fermentazione.

Latticini si, latticini no

Esiste una grande polemica per quanto riguarda il consumo di latte e i suoi derivati, in soggetti con SII. Se ne sentono di tutti i "colori", da coloro che affermano che lo yogurt è un alimento indicato per SII, perché è leggero per l'intestino, a quelli che ritengono che, essendo il lattosio la fonte di molti problemi gastrointestinali, si devono eliminare radicalmente tutti i tipi di prodotti a base di latte.

Prima di tutto, è necessario ricordare come funziona l'intolleranza al lattosio! Questa intolleranza è causata da ridotti livelli dell'enzima lattasi, che ha la funzione di digerire il lattosio.

Come abbiamo visto in precedenza in questo libro, la capacità di produrre lattasi è caratteristica specifica per ciascun individuo, quindi non esiste un unico approccio che funzioni per tutti e con la stessa efficacia. D'altra parte, i latticini sono degli alimenti molto completi nutrizionalmente e quindi la loro eliminazione totale non sembra avere molto senso in una dieta equilibrata.

Il caso dell'intolleranza al lattosio non è bianco o nero, salvo in casi estremi, **si può tollerare una certa quantità di lattosio e questo dipende dalla persona**, dal tipo di prodotto consumato (la quantità di lattosio varia nei fiocchi di latte o in un formaggio stagionato), dal tipo di farmaci assunti in concomitanza, ecc.

Gli esseri umani hanno un limite di assorbimento e digestione di FODMAPs, e solo superando la soglia personale, possono presentarsi i problemi gastrointestinali.

Per esempio, un dessert con lattosio può causare problemi se consumato dopo una pizza con cipolla, un'insalata con carciofi e mela e il tutto accompagnato da bibite ad alto contenuto di fruttosio (un pasto ad alto contenuto in FODMAPs). Mentre, per esempio, il gelato consumato dopo una bistecca di manzo con patate può non causare nessun tipo di problema e passare inosservato al nostro intestino, perché i cibi che hanno accompagnato quel gelato non contengono FODMAPs.

In conclusione sarebbe una buona idea, se sospettiamo di essere intolleranti al lattosio, richiedere al nostro medico di sottoporci al test del respiro (Breath Test) per ottenere una conclusione circa la capacità di tolleranza al lattosio.

In questo tipo di prova assumiamo una quantità di lattosio e, se siamo intolleranti questo sarà trasformato in idrogeno, come risultato del metabolismo di alcuni batteri intestinali e rilevato nel nostro respiro.

Pertanto, prima di eliminare il latte e i latticini dalla nostra dieta, sarebbe una buona idea sottoporsi a delle prove mediche per assicurarsi che siamo intolleranti e se è il caso, è importante sapere che tutti i derivati dal latte non contengano stesse quantità di lattosio. In quel caso uno specialista potrà aiutarvi ad identificare gli alimenti permessi o da evitare.

Caffè, soia, aceto. Amici o nemici nella SII?

Cominciamo con il caffè. Tutti sappiamo della capacità stimolante della caffeina (anche a livello intestinale) però per molti è una sorpresa venire a conoscenza della presenza di FODMAPs nel caffè, contenente i cosiddetti galattani. Studi recenti hanno rivelato che una tazza di caffè può contenere 1,3 grammi di galattani in media, e questo moltiplicato per parecchie tazze al giorno, può portare all' ingestione di 4 o 5 grammi di galattani (FODMAPs) al giorno, la stessa quantità che possiamo trovare in un piatto di fagioli! Pertanto il caffè è un altro fattore da tenere in considerazione come fonte di FODMAPs nella nostra dieta.

Nel caso della soia e dei prodotti a base di soia, l'importante è sapere se il prodotto sia stato elaborato a partire dai fagioli di soia interi o dalla proteina di soia. Nel caso in cui i prodotti siano a partire dai fagioli di soia interi, la quantità di FODMAPs di tipo galattani può essere significativa. Al contrario, i prodotti a base di proteina di soia non conterranno galattani poiché si sarà scartata la parte dei carboidrati, e come ben sappiamo i FODMAPs sono carboidrati.

L'aceto può contenere un eccesso di fruttosio a seconda del tipo. L'aceto di sidro di mele presenta grande quantità di fruttosio libero e pertanto dovrà essere utilizzato con moderazione. D'altra parte ci sono alcuni tipi di aceti contenenti HFCS (sciroppo di mais ad alto contenuto in fruttosio) e quindi sarebbe una buona idea leggere attentamente l'etichetta alla ricerca di questo potenziale ingrediente aggiunto.

Capitolo 21: Gli autori

Mario Bautista-Trigueros ha conseguito la laurea in Biochimica, nel 2003, presso l'Università degli Studi di Siviglia, Spagna. Negli anni ha partecipato a diversi progetti di ricerca tra cui l'importanza di fattori ambientali e nutrizionali nell'eziopatologia del diabete, malattie renali e cancro.

Dal 2004 al 2005 il dott. Bautista ha partecipato al progetto di ricerca riguardante lo sviluppo dei vaccini per HIV all'interno del VI Framework Research Programme dell'Unione Europea presso la Facoltà di Chimica dell'Universita di Siviglia.

Dal 2005 al 2007 il Dott. Bautista ha lavorato presso l´istituto di ricerca IDIBAPS in Barcellona nel progetto finanziato dalla company Gambro (Rostock, Germania) studiando il ruolo di diverse proteine nello sviluppo della cirrosi biliare primitiva (PBC), una malattia autoimmune che provoca un'infiammazione cronica delle vie biliari intraepatiche.

Dal 2006 al 2009 ha lavorato presso l'istituto di ricerca CABIMER (Andalusian Center for Molecular Biology and Regenerative Medicine) a Siviglia, Spagna, studiando il ruolo di particolari nutrienti sulle cellule staminali in patologie come il diabete di Tipo I e II, essendo inoltre relatore di diversi congressi e presentando il progetto "Impact of exposure to low concentrations of DETA –NO on protein profile in insulin producing RINm5F cells".

Dal 2008 al 2009 il dott. Bautista ha svolto attività accademica come Professore Associato presso l'Università Pablo Olavide di Siviglia nel corso di Laurea in Biotecnologie, sviluppando un progetto di ricerca su diabete e patologie metaboliche. Il suddetto progetto è stato sviluppato in parte presso TSRI (The Scripps Research Institute) in San Diego (California) uno tra i più importanti istituti di ricerca al mondo.

Dal 2009 al 2012 il dott. Bautista ha lavorato a Madrid (Spagna) presso il CNIO (Centro Nacional de Investigaciones Oncológicas) tra i primi cinque istituti di ricerca di eccellenza europei, studiando il ruolo dell'ambiente nell'instaurarsi di processi tumorali.

Inoltre ha partecipato attivamente come nutrizionista, in particolare nella nutrizione sportiva, applicando innovativi protocolli nutrizionali volti a migliorare le prestazioni di atleti in diversi tipi di sport come calcio e pallacanestro.

Maria Michela Mancarelli ha conseguito la laurea in Biotecnologie, nel 2002, presso l'Università degli Studi di Napoli "Federico II" presentando una tesi scientifica sul ruolo della proteina NF-kB nell'eziopatogenesi della celiachia.

Nel 2006 ha conseguito il dottorato di ricerca in Biotecnologie presso l´Università degli Studi de L'Aquila con una tesi sul ruolo dell'ambiente nell'insorgenza di diverse patologie, tra cui il cancro. Il lavoro è stato pubblicato su una importante rivista scientifica (The tumor suppressor gene KCTD11REN is regulated by Sp1 and methylation and its expression is reduced in tumors).

Negli anni ha partecipato a diversi progetti di ricerca tra cui la valutazione degli effetti di un farmaco antiipertensivo su cellule dei vasi sanguigni, risultati pubblicati su riviste scientifiche (Nifedipine improves the migratory ability of circulating endothelial progenitor cells depending on manganese superoxide dismutase upregulation). Ha inoltre isolato e identificato una proteina (nominata dalla dott.ssa Mancarelli IK-11) coinvolta nell'insorgenza dei linfomi.

La dott. ssa Mancarelli è stata vincitrice della borsa di studio per l'attività di ricerca e alta formazione in discipline tecnico-scientifiche.

Dal 2007 al 2010 la dott.ssa Mancarelli ha condotto i suoi progetti di ricerca a San Diego (California, Stati Uniti) presso TSRI (The Scripps Research Institute) uno tra i più importanti istituti di ricerca al mondo, incentrando l´attenzione sul ruolo fondamentale della proteina TREM2 nelle cellule staminali ematopoietiche. Ha inoltre partecipato allo studio di proteine coinvolte nelle patologie linfatiche con relativa pubblicazione (CLEC5A MDL-1 is a novel PU.1 transcriptional target during myeloid differentiation). Durante questo periodo ha anche partecipato a diversi congressi internazionali sull'importanza della nutrizione nelle diverse patologie.

120

Nel 2010 la dott.ssa Mancarelli ha lavorato a Madrid (Spagna) presso il CNIO (Centro Nacional de Investigaciones Oncológicas) tra i primi cinque istituti di ricerca di eccellenza europei, studiando il ruolo dell'ambiente nell'instaurarsi di processi tumorali. Inoltre ha partecipato attivamente come nutrizionista, applicando le conoscenze apprese, durante il periodo di ricerca, nella sperimentazione di nuovi protocolli nutrizionali volti a migliorare il tenore di vita dei pazienti.

+ info: www.dietafodmap.it

Capitolo 22. Bibliografia

Tutte le informazioni contenute in questo libro sono basate sulle più recenti pubblicazioni scientifiche.
In questa sezione troverete gli articoli scientifici utilizzati per la stesura del libro.

Akbar A, Yiangou Y, Facer P, Walters JRF, Anand P, Ghosh S. Increased capsaicin receptor TRPV1-expressing sensory fibres in irritable bowel syndrome and their correlation with abdominal pain. Gut 2008;57:923-929.

Arrigoni E, Brouns F, Amadò. Human gut microbiota does not ferment erythritol. Brit J Nutr 2005;94:643-646.

Austin GL, Dalton CB, Yuming H, Morris CB, Hankins J, Weinland SR, Westman EC, Yancy WS, Drossman DA. A very low-carbohydrate diet improves symptoms and quality of life in diarrhea-predominant irritable bowel syndrome. Clin Gastr Hepatol 2009;7(6):706-708.

Barret JS, Gibson PR. Development and validation of a comprensive semi-quantitative food frequency questionnaire that includes FODMAP intake and glycemic index. J Am Diet Assoc 2010;110:1469-1476.

Barrett JS, Gearry RB, Muir JG, Irving PM, Rose R, Rosella O, Haines ML, Shepherd SJ, Gibson PR. Dietary poorly absorbed, short-chain carbohydrates increase delivery of water and fermentable substrates to the proximal colon. Aliment Pharm Ther 2010 31:874-822.

Barrett JS, Gibson PR. Clinical ramifications of malabsorption of fructose and other short-chain carbohydrates. Pract Gastroenterol. 2007;51-65.

Barrett JS, Irving PM, Shepherd SJ, Muir JG, Gibson PR. Comparison of the prevalence of fructose and lactose malabsoption across chronic intestinal disorders. Aliment Pharm Ther 2009;30:165-174.

Beyer PL, Caviar EM, McCallum RW. Fructose intake at current levels in the United States may cause gastrointestinal distress in normal adults. J Am Diet Assoc. 2005 Oct;105:1559-1566.

Biesiekierski JR, Newnham ED, Irving PM, Garrett JS, Haines M, Doecke JD, Shepherd SJ, Muir JG, Gibson PR. Gluten causes gastrointestinal symptoms in subjects without celiac disease: A double-blind randomized placebo-controlled trial. Am J Gastroenterol 2011;106:508-514.

Biesiekierski JR, Rosella O, Rose R, Liels K, Barrett JS, Shepherd SJ, Gibson PR, Muir JG. Quantification of fructans, galacto-oligosaccharides and other short-chain carbohydrates in processed grains and cereals. J Hum Nutr Diet 2011 24(2):154-176.

Bijkerk CJ, de Wit NJ, Muris JWM, Whorwell PJ, Knottnerus JA, Hoes AW. Soluble or insoluble fibre in irritable bowel syndrome in primary care? Randomised placebo controlled trial. BMJ 2009;339:b3154

Bonnema AL, Kolber LW, Thomas W, Slavin JL. Gastrointestinal tolerance of chicory inulin Products. J Am Diet Assoc 2010;110:865-868.

Born P. Carbohydrate malabsorption in patients with non-specific abdominal complaints. World J Gastroenterol 2007; 13(43):5687-5691

Brown LS, Current N. Not so sweet: Fructose malabsorption. Today's Dietitian 2011;13(9):70.

Camilleri M. Probiotics and Irritable Bowel Syndrome: Rationale, putative mechanisms, and evidence of clinical efficacy. J Clin Gastroenterol. 2006;40:264-269.

Camilleri M. Probiotics and irritable bowel syndrome: Rationale, mechanisms, and efficacy. J Clin Gastroeneterol 2008;42:S123-S125.

Chatterjee S, Park S, Low K, Kong Y, Pimentel M. The degree of breath methane production in IBS correlates with the severity of constipation. Am J Gastroenterol. 2007 Apr;102(4):837-841.

Cheng C, Bian Z, Zhu, L, Wu J, Sung J. Efficacy of a Chinese herbal proprietary medicine (Hemp Seed Pill) for functional constipation. Amer J Gastr 2011;106:120-129.

Chinda D, Nakaji S, Fukuda S, Sakamoto J, Shimoyama T, Nakamura T, Fujisawa T, Terada A, Sugawara K. Fermentation of different dietary fibers is associated with fecal clostridia levels in men. J Nutr 2004;134:1881-1886.

Choi CH, Jo SY, Park HJ, Chang SK, Byeon J, Myung S. A randomized, double-blind, placebo-controlled multicenter trial of saccharomyces boulardii in irritable bowel syndrome: Effect on quality of life. J Clin Gastroenterol 2011 Sep;45(8):679-683.

Choi YK, Johlin FC, Summers RW, Jackson M, Rao SC. Fructose intolerance: an under-recognized problem. Am J Gastr 2003;98(6):1348-1353.
Christie C, ed. The Florida Medical Nutrition Therapy Manual, (Florida Dietetic Association) 2005. P. 4.1-4.2.

Cremon C, Gargano L, Morselli-Labate AM, Santini D, Cogliandro RF, De Giorgio R, Stanghellini V, Corinaldesi R, Barbara G. Mucosal immune activation in irritable bowel syndrome: Gender-dependence and association with digestive symptoms. Amer J Gastr 2009;104:392-400.

Croagh C, Shepherd SJ, Merryman M, Muir JG, Gibson PR. Pilot study on the effect of reducing dietary FODMAP intake on

124

bowel function in patients without a colon. Inflamm Bowel Dis 2007;12:1522-1528.

Cummings JH, MacFarlane GT, Englyst HN. Prebiotic digestion and fermentation. Am J Clin Nutr 2001;73:415S-20S.

Dean BB, Aguilar D, Barghout V, Kahler KH, Frech F, Groves D, Ofman J. Impairment in work productivity and health-related quality of life in patients with IBS. Am J Manag C 2005;11(1):S17-26.

DeVries J, Post B, Medallian Laboratories. Polydextrose technical bulletin. Retrieved October 23, 2011 from http://www.medlabs.com/Downloads/polydextrose.pdf.

Dunlop SP, Hebden J, Campbell E, Naesdal J, Olbe L, Perkins AC, Spiller RC. Abnormal intestinal permeability in subgroups of diarrhea-predominant irritable bowel syndromes. Am J Gastroenterol 2006;101:1288-1294.
Eadala P, Waud JP, Matthews SB, Green JT, Campbell AK. Quantifying the 'hidden' lactose in drugs used for the treatment of gastrointestinal conditions. Aliment Pharmacol Ther 2009;15(6):677-687.

Eastern Health Cinical School—Monash University. The Low FODMAP Diet; Reducing Poorly Absorbed Sugars to Control Gastrointestinal Symptoms (booklet). Monash University, Victoria, Australia, 2011.

Electronic Code of Federal Regulations, Title 21 Food and Drugs, Section 101.9. Retrieved November 18, 2011

Emmanuel AV, Tack J, Quigley EM, Talley NJ. Pharmacological management of constipation. Neurogastroenterol Motil 2009;21(Suppl.2):41-54.

Eswaran S, Tack J, Chey WD. Food: The forgotten factor in the irritable bowel syndrome. Clin N Amer 2011(40):141-162.

Food and Agrigulture Organization of the United Nations. Carbohydrates in Human Nutrition, Report of a Joint FAO/WHO Consultation, Rome. April 1997.

Ford AC, Chey WD, Talley NJ, Malhotra A, Spiegel MR, Moayyedi P. Yield of diagnostic tests for celiac disease in individuals with symptoms suggestive of irritable bowel syndrome. Arch Intern Med 2009; 169(7):651-658.

Ford AC, Talley NJ, Spiegel BMR, Foxx-Orenstein AE, Schiller L, Quigley EMM, Moayyedi P. Effect of fibre, antispasmodics, and peppermint oil in the treatment of irritable bowel syndrome: systemic review and meta-analysis. Brit Med J 2008;13:3370:237-246.

Francavilla R, Miniello V, Magistà AM, De Canio A, Bucci N, Gagliardi F, Lionetti E, Castellaneta S, Polimeno L, Peccarisi L, Intrio F, Cavallo L. A Randomized Controlled Trial of Lactobacillus GG in Children With Functional Abdominal Pain. Pediatrics 2010;126;e1445-e1452.

Gearry RB, Irving PM, Nathan DM, Barrett JS, Shepherd SJ, Gibson PR. The effect of reduction of poorly absorbed, highly fermentable short chain carbohydrates (FODMAPs) on the symptoms of patients with inflammatory bowel disease (IBD). J Gastroen Hepatol. 2007;22(supp 3):A292.
Gibson PR, Shepher SJ. Evidence-based Dietary Management of Functional Gastrointestinal Symptoms: The FODMAP Approach. J Gastroenterol Hepatol. 2010;25(2):252-258.

Gibson PR, Shepherd SJ. Evidence-based dietary management of functional gastrointestinal symptoms: the FODMAP approach. J Gastr Hepatol 2010;25(2):252-258.

Goldstein R, Braverman D, Stankiewicz H. Carbohydrate malabsorption and the effect of dietary restriction on symptoms of irritable bowel syndrome and functional bowel complaints. Isr Med Assoc J 2000;2:583-587.

Grabitske HA, Slavin JL. Gastrointestinal effects of low-digestible carbohydrates. Crit Rev Food Sci Nutr 2009;49(4):327-360.

Granito M, Frias J, Doblado R, Guerra M, Champ M, Vidal-Valverde C. Nutritional improvement of beans (Phaseolus vulgaris) by natural fermentation. Eur Food Res Technol 2002;214:226-231.

Gwee K. Fiber, FODMAPs, flora, flatulence and the functional bowel disorders. J Gastroenterol Hepatol. 2010 25:1335-1336.

Hadley SK, Gaarder SM. Treatment of irritable bowel syndrome. Am Fam Physician. 2005 Dec;72(12):2501-2506.

Halpert A, Dalton CB, Palsson O, Morris C, Hu Y, Bangkiwala S, Hankins J, Norton N. What patients know about irritable bowel syndrome (IBS) and what they would like to know. National survey on patient educational needs in IBS and development and validation of the Patient Educational Needs Questionnaire (PEQ). Amer J Gastr 2007;102:1972-1982.

Hanover ML, White JS. Manufacturing, composition and applications of fructose. Am J Clin Nutr.1993;58(suppl):724S-32S.

Health Canada. Sugar alcohols (polyols) and polydextrose used as sweeteners in food. 2005.

Heizer WD, Southern S, McGovern S. The role of diet in symptoms of irritable bowel syndrome in adults: a narrative review. J Amer Diet Assoc 2009;1091204-1214.

Hoekstra JH, van den Aker JHL. Facilitating effect of amino acids on fructose and sorbitol absorption in children. J Pediatr Gastr Nutr 1996;23(2):118-124.

Inadomi JM, Fennerty MB, Bjorkman D. The economic impact of irritable bowel syndrome. Aliment Pharmacol Ther 2003;28(7):671-682.

International Organics, Energave. Raw, organic agave nectar, 2008. Retrieved November 13, 2011

Jiménez MB. Treatment of irritable bowel syndrome with probiotics. An etiopathogenic approach at last? Rev Esp Enferm Dig 2009;101(8):553-564.
Karppinen S, Myllymäki O, Forssell P, Poutanen K. Fructan Content of Rye and Rye Products. Cereal Chem 2003;80(2):168–171.

Karppinen S. Dietary fibre components of rye bran and their fermentation in vitro. Espoo 2003. VTT Publications 500. Retrieved October 26, 2011 at http://ethesis.helsinki.fi/julkaisut/bio/bioja/vk/karppinen/dieta ryf.pdf.
Kolfenbach L. The pathophysiology, diagnosis and treatment of IBS. J Amer Acad Phys Assist. 2007 Jan;(20)1:16-20.

Lavender, R. Following the ripening of bananas. Chem Sci. 2006 Feb;3 Retrieved October 23, 2011

Leavitt MD, Duane WC. Floating stools—flatus versus fat. New Engl J Med 1972;286(18)973-975
.
Ledochowski M, Sperner-Unterweger B, Fuchs D. Lactose malabsorption is associated with early signs of mental depression in females. A preliminary report. J Dig Dis 1998; 43(11)2513-2517.

Ledochowski M, Überall F, Propst T, Fuchs D, Fructose malabsorption is associated with lower plasma folic acid concentrations in middle-aged subjects. Clin Chem 1999;45(11):2013-2014.

Ledochowski M, Widner B, Bair H, Probst T, Fuchs D. Fructose- and sorbitol-reduced diet improves mood and gastrointestinal disturbance in fructose malabsorbers. Scand J Gastr 2000;35:1048-1052.

Ledochowski M, Widner B, Murr C, Fuchs D, Decreased serum zinc in fructose malabsorbers. Clin Chem 2001;47(4):745-747.

Lee CY, Shallenberger RS, Vittum MT. Free sugars in fruits and vegetables. New York's Food and Life Sciences Bulletin. 1970;1:1-12.

Levine BL, Weisman S. Enzyme replacement as an effective treatment for the common symptoms of complex carbohyrdrate intolerance. Nutr Clin Care 2004;7(2):75-81.

Lifeway Foods. 411 on Lactose Intolerance and Lifeway Kefir. Retrieved December 1, 2011 from http://lifeway.net/Portals/1/lactoseintolerance.pdf.
Macfarlane GT, Steed H, Macfarlane SJ. Bacterial metabolism and health-related effects of glacto-oligosaccharides and other prebiotics. Appl Microbiol 2008;104(2):305-344.

Maxion-Bergemann S, Thielecke E, Abel E, Bergemann R. Costs of irritable bowel syndrome in the UK and US. Pharmacoeconomics 2006;24(1):21-37.

McCleary BV, Murphy A. Measurement of total fructan in foods by enzymatic/spectrophotometric methods: Collaborative study. J AOAC Int 2000;83(2):356-364.

Morcos A, Dinan T, Quigley EMM. Irritable bowel syndrome: Role of food in pathogenesis and management. J Digest Dis 2009;10(4):237-246.

Moshfegh, AJ, Friday JE, Goldman JP, Chug A, Jaspreet K. Presence of inulin and oligofructose in the diets of Americans, J Nutr. 1999;129:1407S-1411S.

Muir JG, Shepherd SJ, Rosella O, Rose R, Barrett JS, Gibson PR. Fructan and free fructose content of common Australian vegetables and fruit. J Agric Food Chem 2007;55:6619-6627.

Nathan DM, Shepherd SJ, Berryman M, Muir JG, Iser JH, Gibson PR. Fructose malabsorption in Crohn's disease: a common contributor to symptoms that benefit from dietary modification. J Gastroen Hepatol. 2005;20(Suppl.):A27.

Neal KR, Hebden J, Spiller R. Prevalence of gastrointestinal symptoms six months after bacterial gastroenteritis and risk factors for development of the irritable bowel syndrome: postal survey of patients. Brit Med J 1997;314(7083):779-782.

Niness KR. Inulin and oligofructose: What are they? J Nutr. 1999; 129:1402S-1406S.

Nucera G, Gabrielli M, Lupascu A, Lauritano EC, Santoliquido A, Cremonini F, Cammarota G, Tondi P, Pola P, Gasbarrini G, Gasbarrini A. Abnormal breath tests to lactose, fructose and sorbitol in irritable bowel syndrome may be explained by small intestinal bacterial overgrowth. Aliment Pharm Therap. 2005;21(11):1391-1395.

Oklahoma Cooperative Extension Service. Let's compare dairy goats and cows. Retrieved November 18, 2011

Ong DK, Shaylyn M, Barrett JS, Shepherd SJ, Irving PM, Biesiekierski J, Smith S, Gibson PR, Muir JG. Manipulation of dietary short chain carbohydrates alters the pattern of gas production and genesis of symptoms in irritable bowel syndrome. J Gastroen Hepatol 2010 25:1366-1373.

Parkes GC, Brostoff J, Whelan K, Sanderson JD. Gastrointesitnal microbiota in irritable bowel syndrome: Their role in its pathogenesis and treatment. Am J Gastroenterol 2008;103:1557-1567.

Pimentel M, Lembo A, Chey WD, Zakko S, Ringel Y, Yu J, Mareya SM, Shaw AL, Bortey E, Forbes WP for the TARGET Study Group, Rifaximin therapy for patients with irritable bowel wyndrome without constipation. N Engl J Med 2011:364:22-32.

Purdue University Center for New Plants and Plant Products. Retrieved December 29, 2011

Prosky L, Hoebregs H. Methods to determine food inulin and oligofructose. J Nutr 1999;129:1418S-1423S.
Quigley, EMM. Probiotics in irritable bowel syndrome: An immunomodulatory strategy? J Am Coll Nutr 2007;26(6):684S-690S.

Rackis JJ. Flatulence caused by soya and its control through processing. J Am Oil Chem Soc 1981;58(3):503-510.

Rao SC, Attaluri A, Anderson L, Stumbo P. The ability of the normal human small intestine to absorb fructose: Evaluation by breath testing. Clin Gastr Hepatol 2007;5(8):958-963.

Rumessen, JJ, Gudmand-Høyer E. Fructans of chicory: Intestinal transport and fermentation of different chain lengths and relation to fructose and sorbitol malabsorption. Am J Clin Nutr 1998;68:357–364.

Scarlata, K. The Complete Idiot's Guide to Eating Well with IBS, Alpha Books, USA, 2010.SCIOTEC Diagnostic Technologies, Scientific information on fructose malabsorption & FRUCTOSIN.

Shaheen NJ, Hansen RA, Morgan DR, Gangarosa LM, Ringel Y, Thiny MR, Russo MW, Sandler RS. The burden of gastrointestinal and liver diseases, 2006. Am J Gastroenterol 2006;101:2128-2137.

Shepherd SJ, Parker FC, Muir JG, Gibson PR. Dietary triggers of abdominal symptoms in patients with irritable bowel syndrome: randomized placebo-controlled evidence. Clin Gastr Hepatol 2008;6:765-771.

Simrén M, Axelsson J, Gillberg R, Abrahamsson H, Svedlund J, Björnsson ES. Quality of life in inflammatory bowel disease in remission: The impact of IBS-like symptoms and associated psychological factors. Am J Gastroenterol. 2002 Feb;97(2):389-396.

Spiller R, Postinfectious functional dyspepsia and postinfectious irritable bowel syndrome: different symptoms but similar risk factors. Gastroenterology 2010;138(5):1600-1663.

Stone-Dorshow T, Levitt MD. Gaseous response to ingestion of a poorly absorbed fructo-oligosaccharide sweetener. Am J Clin Nutr. 1987;46:61-65.

Suares NC, Ford AC. Systemic review: the effects of fibre in the management of chronic idiopathic constipation. Aliment Pharmacol Ther 2011;33(8):895-901.

Tomlin DJ, Read NW. The effect of feeding xanthan gum on colonic function in man: Correlation with in vitro determinants of bacterial breakdown. Brit J Nutr 1993;69:897-902.

Tosh SM, Yada S. Dietary fibres in pulse seeds and fractions: Characterization, functional attributes, and applications. Food Research International 2010;43:450-460.

Tungland BC, Meyer D. Nondigestible olig- and polysaccharides (dietary fiber): their physiology and role in human health and food. Compr Rev Food Sci F. 2002;1:73-92.

Van de Meulen R, Scheirlinck I, Van Schoor A, Huys G, Vancanneyt M, Vandamme P, De Vuyst L. Population dynamics and metabolite target analysis of lactic acid bacteria during laboratory fermentations of wheat and spelt sourdoughs. Appl Environ Microb 2007;73(15):4741-4750.

Varea V, de Carpi JM, Puig C, Alda JA, Camacho E, Ormazabal A, Artuch R, Gómez L. Malabsorption of Carbohydrates and Depression in Children and Adolescents. J Pediatr Gastr Nutr 40:561-565.

Ventura EE, Davis JN, Goran MI. Sugar content of popular sweetened beverages based on objective laboraroy analysis: Focus on fructose content. Obesity 2011;4:868-874.

Verdu EF, Armstron DA, Murray JA. Between celiac disease and irritable bowel syndrome: The "no man's land" of gluten sensitivity. Am J Gastroenterol 2009;104:1587-1594.

Verdu EF. Can gluten contribute to irritable bowel syndrome? Am J Gastroenterol 2011;106:516-518.

Vos MB, Kimmons JE, Gillespie C, Welsh J, Blanck HM. Dietary fructose consumption among US children and adults: the Third National Health and Nutrition Examination Survey, Medscape J Med. 2008;10(7):160.
Whelan K, Abrahmsohn O, David GJP, Staudacher H, Irving P, Lomer MCE, Ellis PR. Fructan content of commonly consumed wheat, rye and gluten-free breads. Int J Food Sci Nutr 2011 62(5):498-503
.

Wilt TJ, Shaukat A, Shamliyan T, Taylor BC, MacDonald R, Tacklind J, Rutks I, Schwarzenberg SJ, Kane RL, and Levitt M. Lactose Intolerance and Health. No. 192 (Prepared by the Minnesota Evidence-based Practice Center under Contract No. HHSA 290-2007-10064-I.) AHRQ Publication No. 10-E004. Rockville, MD. Agency for Healthcare Research and Quality. February 2010.

Zörb C, Betsche T, Langenkämper G, Zapp J, Seifert M. Free Sugars in spelt wholemeal and flour. J Appl Bot Food Qual 2007;81:172-174

L'intestino felice

www.ingramcontent.com/pod-product-compliance
Lightning Source LLC
Chambersburg PA
CBHW070356290526
45790CB00004B/1514